पशु - पक्षियों के विशाणु जनित रोग व उनका प्रबन्धान

लेखक

आर. पी. दिवाकर एवं के. डी. सिंह

अकिनीक पब्लिकेशन्स

नई दिल्ली

पुस्तक का शीर्षक
पशु – पक्षियों के विषाणु जनित रोग व उनका प्रबन्धन

लेखक
आर. पी. दिवाकर एवं के. डी. सिंह

प्रकाशक
अकिनिक पब्लिकेशन्स
169, सी – 11, सेक्टर – 3,
रोहिणी, नई दिल्ली – 110085, भारत
टोल फ्री (भारत) – 180012340470

प्रथम संस्करणः 2018
पृष्ठः 107
मूल्यः ₹ 535

ISBN: 978-93-5335-029-1

प्रकाशक
अकिनिक पब्लिकेशन्स, नई दिल्ली

लेखक की ओर से

भारत की अर्थव्यवस्था एवं सामाजिक व्यवस्था में पशुपालन का अतिमहत्वपूर्ण स्थान रहा है। आदिकाल से ही पशु मनुष्य के लिए उपयोगी रहे हैं। पशुपालन हमेशा से किसानों के लिए अतिरिक्त आय का स्रोत सिद्ध हुआ है। वर्तमान समय में भी पशुओं और कुक्कुट पक्षियां से हमें दूध, घी, माँस, अण्डे ही नही प्राप्त हो रहे बल्कि दवाओं के निर्माण में भी उनका उपयोग हो रहा है। ऐसे में इन बहुउपयोगी व अतिमहत्वपूर्ण पशु–पक्षियों को स्वस्थ व उत्पादक बनाये रखने के लिए पशुचिकित्सा क्षेत्र से सम्बन्धित लोगों की जिम्मेदारियां और भी बढ़ जाती हैं। अतः यह आवश्यक हो जाता है कि पशुचिकित्सा क्षेत्र से सम्बन्धित लोग अपनी जिम्मेदारियों का सही व न्यायपूर्ण ढंग से निर्वहन करने के लिए रोगों की सही पहचान उनकी रोकथाम और उसका सफल प्रबंधन से भली भांति अवगत होना नितांत आवश्यक है। पशुचिकित्सा क्षेत्र से सम्बन्धित लोगों को उनकी जिम्मेदारियों के निर्वहन में सहायक होने के लिए हमारे पशुपालकों को भी जागरूक व जानकार होना आवश्यक है। तभी कुक्कुट व पशुपालन व्यवसाय प्रगति और सफलता के नये आयाम को प्राप्त कर सकता है।

इसी उद्देश्य को ध्यान में रखते हुए हमने इस पुस्तक का सृजन किया है। अक्सर देखा जाता है कि विषाणु जनित रोग हमारे पशुओं को व्यापक स्तर पर प्रभावित करते हैं जिस कारण हमारे पशुपालकों को बड़ी आर्थिक क्षति का सामना करना पड़ता है। कुक्कुट पक्षियों मे तो विषाणु जनित बीमारियों का प्रकोप और भी भयंकर रूप धारण करता है और पूरे कुक्कुट समूह को प्रभावित करके कुक्कुट पालन को गम्भीर आर्थिक क्षति पहुचाता है। अति शीघ्रता से फैलने के कारण इन बीमारियों की पहचान, रोकथाम व प्रबंधन बहुत ही दुरूह कार्य हो जाता है। अतः पशुपालकों को इन विषाणु जनित रोगों से सम्बन्धित जानकारी होना अत्यन्त आवश्यक है। ताकि वह बीमारी के लक्षण को सही तरह से समझ सके व पशुचिकित्सक को रागों के लक्षण विस्तार पूर्वक बता सके। जिससे रोग का सही उपचार किया जा सके।

इस पुस्तक में पशुओं व कुक्कुट पक्षियों से सम्बन्धित प्रमुख विषाणु जनित रोगों की सामान्य जानकारी, लक्षण, पहचान, रोकथाम व नियंत्रण तथा टीकाकरण आदि को विस्तृत रूप से समाहित करने का प्रयास किया गया है। यह पुस्तक हिन्दी भाषा में रखकर इसे अधिक व्यवहारिक व उपयोगी बनाने की कोशिश की गयी है। जिससे कि ग्रामीण परिवेश में रहने वाले पशुपालक भी अच्छी तरह से

समझ सके। यह पुस्तक पशुपालन व कुक्कुट पालन करने वाले किसानों तथा पशुचिकित्सा के क्षेत्र में कार्यरत पशुचिकित्सा कर्मियों का ज्ञानवर्धन व मार्गदर्शन करे, वे समाज में लोकप्रिय हों, देश की प्रगति में अपना योगदान दे सकें यही हमारा उद्देश्य है।

इस पुस्तक को लिखने में हमारे परिवार के सदस्यों, मित्रों व सहकर्मियों का उत्साहवर्धन व सहयोग मिला जिसके लिए हम उनके हार्दिक आभारी हैं। हम उन विद्वान लेखकों का भी आभार प्रकट करते हैं जिनकी लिखी पुस्तकों से हमें सहयोग व मार्गदर्शन प्राप्त हुआ।

2018

डॉ0 राजपाल दिवाकर

डॉ0 कुँवर धनन्जय सिंह

विषय सूची

कुक्कुट पक्षियों के विषाणु जनित रोग

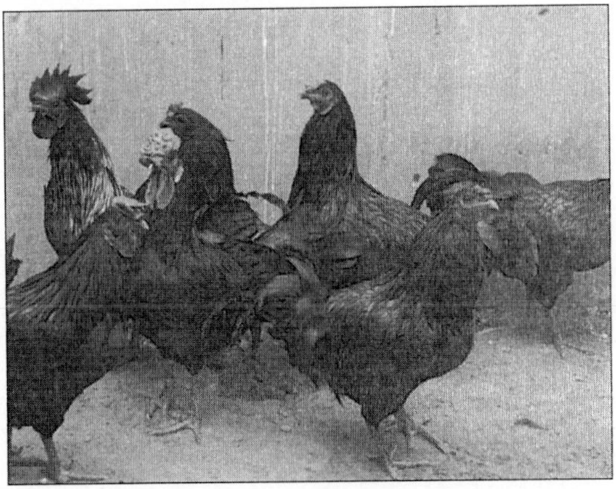

कुक्कुट पक्षियों के विषाणु जनित रोग

कुक्कुट पक्षियों के विषाणु जनित रोग और उनका प्रबंधन

बात चाहे एक पक्षी की करी जाए या पूरे समूह की इसमें कोई शक नही है कि बीमारियों के कारण मुर्गीपालक और पूरे कुक्कुट पालन उद्योग को गम्भीर आर्थिक क्षति उठानी पड़ती है। बीते तीन–चार दशकों में भारत में कुक्कुट पालन एक संभाब्य उद्योग के रूप में बहुत ही आश्चर्यजनक रूप से विकसित हुआ है और कुक्कुट पालन उद्योग के इस विकास के साथ ही उनकी बीमारियों की घटनाओं में भी उसी परिप्रेक्ष में विस्तार हुआ है। इन बीमारियों का सीधा और आनुपातिक सम्बन्ध कुक्कुट पालन की आर्थिक क्षति से होता है। इसे महत्व देने की आवश्यकता नही है कि कुक्कुटों को प्रभावित करने वाले रोग लाभकारी कुक्कुट पालन के लिए महत्वपूर्ण बाधायें हैं। हालांकि कुक्कुटों के रोगों, उपचार, बचाव और नियंत्रण हेतु सघन और महत्वपूर्ण उपाय किये गये हैं किन्तु ये कम परिभाषित, इनका लक्षण विज्ञान एक–जैसा और बहुकारणी युक्त है। प्रतिरक्षी अवसादक कारक यथा पर्यावरणीय विष और कतिपय विषाणु, यहॉ तक की टीकाकृत कुक्कुट झुंडों में रोग प्रकोप, सघन पालन व्यवहार, विभिन्न आयुवर्गीय पक्षियों के पालन की प्रणालियॉ, विश्व भर में कुक्कुटों और इनके उत्पादों का अविवेकपूर्ण आवागमन आदि सभी ने नये रोगों के बने रहने और नये रोगजन्यों की उपभेंदों के उदय में महत्वपूर्ण योगदान दिया है।

कुक्कुट रोगों के व्यवहार और उनके उचित प्रबन्धन के बारे में उचित और पर्याप्त जानकारी के अभाव में बहुत से कुक्कुट पालकों को या तो कुक्कुट पालन व्यवसाय में असफलता हाथ लगती है या उन्हें भारी आर्थिक क्षति का सामना करना पड़ता है। कुक्कुट बिमारियों के गम्भीर प्रादुर्भाव अक्सर बडे पैमाने पर नश्वरता लाते है। कभी कभी तो ये क्षति इतनी बडी होती है कि कुक्कुट पालक की सारी पक्षियॉ समाप्त हो जाती हैं। बीमारीयों का कम गम्भीर प्रकोप अपने पीछे बीमार और अनुउत्पादक पक्षियों के रूप में गम्भीर आर्थिक क्षति छोड़ जाता है।

कुक्कुट पक्षियों में बीमारियां विषाणु, जीवणु, फफूंद, एककोषीय प्रजीव संबधी परजीवी चयापचयी, पोषण की कमी से या विषाक्तता से हो सकती है। ये बीमारियां जहॉ एक तरफ मुर्गीयों में मृत्युदर बढ़ाती हैं वही दूसरी ओर उत्पादन भी गिराती है और मुर्गीपालक को काफी नुकसान उठाना पड़ता हैं। यदि इन बिमारियो की पहचान जल्दी और सही हो जाये तो इनकी रोकथाम करके इससे होने वाली क्षति से बचा जा सकता है।

अध्याय - 1

रानीखेत रोग (न्यूकैसल रोग)

कुक्कुट पक्षियों के सभी संक्रामक विषाणु जनित रोंगों में न्यूकेसल रोग सबसे अधिक हानिकारक है। इस बिमारी को डायल रोग, एवियन डिस्टैम्पर, न्यूमोइनसिफैलोमाइलाइटिस भी कहते है। न्यूकैसल रोग विषाणु (न्यूरोवि), जीनस पैरामिक्सो विषाणु, कुल पैरामिक्सो विरीडी द्वारा उत्पन्न होने वाला रानीखेत रोग डायल द्वारा सन् 1972 में प्रतिवेदित किया गया था। इसी लिए इस रोग को डायल रोग भी कहते है। इस रोग की पहचान सबसे पहले इंग्लैड के न्यूकैसल में की गयी थी तभी से यह रोग न्यूकेसल रोग के रुप मे जाना जाता है। भारत में एडवर्ड्स (1928) ने उत्तराखण्ड राज्य के कुमाऊँ पर्वतों के रानीखेत नामक स्थान से इस रोग को सर्वप्रथम प्रतिवेदित किया था। इसलिए भारतीय उप महाद्वीप में इस रोग को रानीखेत रोग के नाम से जाना जाता है। न्यूरोवि एक एकल बल (भांज) आर एन ए विषाणु, सममितकोथ में वलय, आवरण युक्त और 120–250 नैनोमीटर आकार का होता है। आवरण में विषाणु विशिष्ट प्रोटीनें रक्त समूहनीय न्यूरामिनिडेज (एच एन) और संयोग (एफ) होती है। विषाणु चूजों, पेरू पक्षियों, गिनीपिगों, वन्य पक्षियों और मानव की 'ओ' कोशिकाओं का समूहन करता है। न्यूकैसल रोग पाले जाने वाली और अन्य प्रकार की पक्षियों की न्यूकैसल रोग विषाणु से होने वाली एक घातक बीमारी है।

सम्बन्धित उपभेंदों की उग्रता और नैदानिक लक्षणो के आधार पर न्यूकैसल रोग के 5 विशिष्ट प्रकार वर्णित किये गये है–

अ) डायल प्रकार:- यह एशियाई प्रकार या तीव्रजन्य आशयीस्नेही प्रकार कहा जाता है। बिमारी का यह प्रकार सभी आयु के चूजों का तीव्र व घातक संक्रमण है जो कि इस बिमारी के सर्वाधिक घातक प्रकार के विषाणुओं द्वारा उत्पन्न होता है। बीमारी के इस प्रकार की वजह से संवेदनशील चूजों में मृत्युदर शत् प्रतिशत तक भी जा सकती है। इस बिमारी के नैदानिक लक्षण है। मुर्गियों को हरे रंग की दस्त आना, निर्जलीकरण, मान्यास्तंभ और पैरों व पंखो में पक्षाघात, कंपन का आना। पाचन तंत्र में रक्तस्रावीय क्षतियां प्रखर होती हैं। विशेषकर ग्रंथिल जठर की ग्रंथियों के रंध्रों के चारों ओर तथा अंधान्त और छोटी आंत में लसीकाभ ऊतक में प्रतिकायी परिवर्तन भी देखे जाते है।

ब) बीचच्स (न्यूमोमस्तिष्कीय) प्रकार:- गम्भीर व अकस्मात श्वसनीय लक्षण

जैसे खॉसी, तेज श्वास लेना, हॉफना, अण्डा उत्पादन में काफी गिरावट और पक्षाघात होते देखे जाते है। किसी भी प्रकार का दस्त अनुपस्थित होता है और पाचनतंन्त्र में भी क्षति नहीं देखी जाती है। युवा आयुवर्ग के चूजों में मृत्युदर 10–50 प्रतिशत के मध्य रहती है किन्तु ज्यादा गम्भीर परिस्थितियों में यह 90 प्रतिशत तक जा सकती है। फेफडों में प्रफलनीय क्षतियॉ और अपूर्णीय मस्तिष्क सुषुम्नाशोथ हो सकती है।

स) बीयूडेटीस प्रकार:- न्युकैसल रोग का यह प्रकार युवा चूजों में मीसोजन्य उपभेदों द्वारा उत्पन्न होती है और तीव्र श्वसनीय लक्षण तथा कभी–कभी तंत्रकीय लक्षणों द्वारा पहचानी जाती है। न्यूकैसल रोग के बीयूडेटीस प्रकार के नैदानिक लक्षण है खॉसीए क्षुधाहीनताए कम अण्डा उत्पादन, विरल मृत्यु सिवाय अत्यधिक संवेदनशील युवा चुजों के।

द) हिचनर्स प्रकार:- यह प्रकार लेन्टोजन्य उपभेद द्वारा उत्पन्न अपने गम्भीर रुप में न आने वाला श्वसनीय संक्रमण है।

य) अलक्षणीय आंत्रीय प्रकार:- न्यूकैसल रोग का यह प्रकार केवल आहारनाल का संक्रमण उत्पन्न करता है। जिसमें कोई प्रमुख नैदानिक लक्षण प्रकट नहीं होता है। इसे केवल प्रतिपिण्ड सूचकांक में वृद्धि अथवा पाचन तंत्र से विषाणु प्रथक्कीकरण द्वारा ही ज्ञात किया जा सकता है। न्युरोवि मनुष्य में नेत्र श्लेष्मिकलशोथ उत्पन्न कर सकता है। यद्यपि युवा चूजों में होने वाली यह एक गम्भीर बीमारी है तथापि युवा चुजों मे इस समस्या का निदान नैदानिक लक्षणों से किया जा सकता हैं। किन्तु इसे कुछ रोगों से विभेद किया जाना आवश्यक है, जिससे कि इस रोंग का सही और ससमय इलाज किया जा सके। जिन बीमारियों से इसे विभेद करने की आवश्यकता है। उनमें पक्षी इनफ्लुएन्जा, संक्रामक श्वसनीशोथ, संक्रामक स्वरयन्त्रश्वास प्रणालशोथ और ऐस्परजिलस प्रमुख है। शवपरीक्षण पर विशिष्ठ क्षतियॉ पायी जाती हैं सम्पूर्ण रक्त, मस्तिष्क, तिल्ली, यकृत और फेफड़ों जैसे आन्तरिक अंगों से नमूना लेकर इस विषाणु को पृथकीकरण किया जाता है और पहचाना जाता है। जीवित पक्षियों से पृथककरण नमूनों के लिये श्वॅासप्रणाली और अवस्करीय फुरैरियों को प्राथमिकता दी जाती है। विषाणु को विकासशील चूजा भ्रूणों सें भी पृथक्कीकृत किया जाता है और विशिष्ट पहचान न्यूरोवि के एकल विशिष्ट प्रति सिरम से रक्त समूह संदमन (र.सं.) परीक्षण द्वारा की जाती हैं।

उपरोक्त नमूनों में विषाणु प्रतिजनों को र.स. प्रदीप्त प्रति पिण्ड और प्रतिरक्षा परआक्सीडेज परीक्षणों और प्रति पिण्ड र.स. प्रतिरक्षा प्रदीप्ति अथवा एलिसा परीक्षणों द्वारा ज्ञात किया जाता है।

इस बीमारी के स्वस्थ पक्षियों में फैलने और विषाणु के विसरण से बचाव के

लिए कुक्कुट फार्म के चारों तरफ उपयुक्त स्वच्छता और फार्म से निकलने वाले अपशिष्ट का उचित प्रबन्धन आवश्यक है। बीमारी के प्रकोप के समय सभी वैज्ञानिक सावधनियों जैसे—व्यक्तियों और वाहनों का आना जाना बन्द करना चाहिये तथा प्रभावित और मरी हुई मुर्गियों को ठीक तरह से समाप्त करना चाहिये। रोग युक्त क्षेत्रों मे रानीखेत रोग को वधनीति और टीकों को प्रयुक्त करके प्रतिरक्षा द्वारा बचाव किया जाता है। उन क्षेत्रों मे जहॉ यह रोग स्थानिक है जैसे भारत मे इस रोग के नियन्त्रण की सर्वाधिक व्यवहारिक विधि टीकाकरण हैं इस रोग के विरुद्ध दोनो तरह के—सजीव एवं निष्क्रियकृत टीके उपलब्ध है।

सजीव टीके:- इस रोग से प्रतिरक्षा हेतु दो तरह के सजीव टीके होते हैं।

लेटोजन्य टीके:- लेटोजन्य टीके प्रायः कम रोग उत्पन्न करने की क्षमता वाले क्षेत्रीय पृथक्कीकृतों से व्युत्पन्न हुए होते है फिर भी ये इस रोग से लडने हेतु पर्याप्त रोग प्रतिरोधी क्षमता उत्पन्न करते है। इस टीके का प्रयोग व्यक्तिगत रूप में एक—एक पक्षी को नेत्रीय नासिका बिन्दु अथवा पेयजल के मध्यम से दिया जाता है। इस टीके की पहली खुराक निर्गमन के 1 से 10 दिन के मध्य दी जाती है। इस टीके को पुनः 21 से 28 दिन के मध्य दोहराया जा सकता है। इस टीका उत्पादन के लिए प्रयुक्त आम लेटोंजन्य उपभेद है। एफ, बी—1, लासोटा और वी 4। भारत में इस रोग के रोकथाम हेतु आमरुप से प्रयुक्त होने वाले उपभेद एफ और लासोटा हैं। बहुत शीघ्रता से कम समय में ही बहुत अधिक मुर्गीयों को प्रभावित करने वाले विषाणु रोगों से संक्रमण की अवस्था में टीकाकरण वायुबुन्दक प्रणाली से दिया जाता है। जिससे बहुत कम समय में बहुत अधिक संख्या मे पक्षियों का टीकाकरण किया जा सकता है। ऐसा श्वसन तंत्र में छोटे कणों की गहराई मे बेधन से होता है।

मीसोजन्य टीके:- इस प्रकार का न्यूकैसल रोग के टीके सामान्यतः उन देशों मे टीकाकरण हेतु प्रतिबन्धित है जहॉ स्थानिक उग्रीय विषाणु की समस्या है।

अध्याय - 2

कुक्कुट जुखाम (इनफ्लुयेंजा)

कुक्कुट जुखाम को सामान्यतः बर्डफ्लू के नाम से जाना जाता है। जो कि एवियन इनफ्लूयेजा प्रकार A, कुल आर्थोमिक्सोविरिडी से उत्पन्न होता है। बर्डफ्लू प्रारम्भिक रुप से कुक्कुट प्रजाति की बिमारी है परन्तु यह अन्य प्रजातियो जैसे–मनुष्यों को भी प्रभावित करती है। यह बिमारी अत्यन्त तेजी से फैलती है। एवियन इनफ्यूएंजा रोग का वर्णन सर्वप्रथम 1878 में इटली में कुक्कुट हैजा के रूप में पाया जाता हैं। बाद में 1901 में साउथ अफ्रीका में सर्वप्रथम वायरस की खोज की। A वायरस का आकार 80–120 नैनोमीटर होता हैं तथा विषाणु बहुप्रतिजनिक प्रकारों पर आधारित रक्त समूहन (H) और एन उपप्रकारों में पाया जाता है। इस विषाणु में अत्यधिक रोगजनक क्षमता उत्परिवर्तजनी क्षमता तथा संक्रामक क्षमता होने के कारण इसकी विकृतिजन्यता अत्यधिक विविध हैं। यह विषाणु पूरी दुनिया में पाया जाता है। यह विसंक्रामको के प्रति सवेदनशील होता हैं। यह शुष्क धूल में 14 दिनों तक सजीव रहता है। यह अत्यधिक निम्न तापमान पर भी सजीव रहता है।

महामारी विज्ञान और संप्रेषण

बर्डफ्लू मुख्यरूप से घरेलू पक्षी जैसे कुक्कुटए बटेरए बत्तखए टर्की, गिनी कुक्कुटए कबूतर और हंस की बीमारी है। यह विकसित होते टर्की चुजों व अण्डे देने वाली मुर्गी में अत्यन्त सरलता से फैलता है जबकि जगंली पलायन करने वाले पक्षी इसके वाहक होते है। यह विषाणु अन्य प्रजातियों जैसे मनुष्य बिल्ली चीता घोडा व कुछ अन्य स्तनधारियों को प्रभावित करता हैं। यह विषाणु प्रभावित पक्षी के आधार नली श्वसन नली अतडियों में पाया जाता हैं। यह अन्य स्वस्थ पक्षियों एवं मनुष्यों में संक्रमित पक्षी के आंख, नाक व मुख के द्रव्यों व मल के द्वारा संचरित होता हैं। कुक्कुट पालक में यह रोंग फैलने की अत्यधिक खतरा रहता है।

परोक्ष रुप से यह विषाणु संक्रमित भोज्य पदार्थो पक्षी कीटोंए जंगली पक्षियो व चूहों आदि से फैलता हैं। यह विषाणु पूर्णतया पके मीट से नही फैलता क्योंकि यह 70^0C पर नष्ट हो जाता है। अण्डो द्वारा संक्रमण अभी ज्ञात नहीं है जब तक के बाह्य आवरण क्षतिग्रस्त न हुआ हो।

नैदानिक या रोगविषयक प्रर्दशन लक्षण:- एवियन इनफ्यूयेंजा विषाणु का

उष्मायन काल 3–7 दिन का होता है। यह निम्न कारकों पर निर्भर करता है।

1) पक्षी की रोग प्रतिरोधक क्षमता
2) उम्र
3) आकार
4) प्रजाति
5) कुक्कुट पालन के तरीके आदि।

रोग के सामान्य लक्षण

बिखरे हुए पंख, फुला सूजनयुक्त सिर व गर्दन, आंख व नाक से श्राव, छीकना, खॉसना, फूली सूजनयुक्त कलगी व विवर, हरे रंग के दस्तए निर्जलीकरण, अण्डा उत्पादन मे कमी इसके अतिरिक्त प्रभावित पक्षी मे तन्त्रकीय लक्षण जैसे पक्षाघात आदि व रक्तश्राव जैसे लक्षण भी देखने को मिलते है।

शव परीक्षण क्षतियॉ

सूजनयुक्त साइनसए ट्रेकियाए वायुकोष्ठ व नेत्र श्लेष्मला, गर्भाशय मे रक्तश्राव, कलगी व गर्दन के नीचे की त्वचा का क्षय, गर्दन व सिर की सुजन, निर्जलीकरण, पेशीय संकुलन

परीक्षण

स्वशन तन्त्रीय श्रावए मल व सीरम जीवित पक्षी से जबकि मस्तिष्कए हृदयए फेफडेए तिल्लीए अग्नाशय, गुर्दाए श्वासानलीए आन्त्रनाल आदि मृत पक्षी से लेकर विषाणु पृथक्कीकरण किया जाता है। विषाणु प्रतिजन निम्न परीक्षणों द्वारा खोजे जाते हैं।

Immunodeffusion test, Hemagglutination inhibition test, Neuraminidase essay and Neuraminidase inhibition assay

पहचानः- यह निम्न परीक्षणों द्वारा होती हैं जिसमें (रिबोन्यूक्लो प्रोटीन) आर. एन.ए. प्रतिजन का प्रयोग होता हैं।

1. Reverse Transcriptase- Polymerase Chain Reaction (RT-PCR)
2. gar gel precipitation test AGP

निदान व रोकथाम

निदान एंव बचाव हेतु कठोर स्वास्थ्य उपाय अपनाने चाहिए। सभी सर्म्पक में आये एंव मृत पक्षियों कों सावधानी पूर्वक नष्ट कर देना चाहिये। मनुष्यों में बर्डफ्लू के लक्षण दिखने पर वायरस रोधी दवायें एमान्टाडीनए रीमान्टाडीनए जानामीवीरए ओसेल्टामीवीर (टेमी.फ्लू) लेनी चाहिए।

बर्डफ्लू की रोकथाम के लिए टीके उपलब्ध हैं। ट्राईवेलेन्ट टीका पश्चिमी देशों

जैसे संयुक्त राज्य अमेरिका में उपलब्ध हैं जिसकी विश्व स्वास्थ्य संगठन द्वारा संस्तुति की गयी हैं।

नियन्त्रण:- बर्डफ्लू के नियन्त्रण हेतु कठोर जैव सुरक्षा मानको का पालन किया जाना चाहिए। बर्डफ्लू के सर्म्पक मे आये जीवित तथा मृत सभी को सावधानी से नष्ट किया जाना चाहिए। ऐसे पक्षियों को दस्तानें पहनकर व मुॅह व नाक ढककर नष्ट करना चाहिए। मुर्गीपालकों को भी दस्तानें पाहनकर व नाक मुंख ढककर कार्य करना चाहिए।

अध्याय - 3

कुक्कुट चेचक

रोग कारकः- कुक्कुट चेचक विषाणु कुल पॉक्सविरिडी के जीनस एपीपाक्स का सदस्य हैं।

लक्षणः- कुक्कुट चेचक लक्षणों के आधार पर तीन प्रकार का होता है।

1. **क्यूटेनियस प्रकारः-** इस प्रकार को सूखी चेचक भी कहते है। इसमें कलगीए गलधानीए और आंखो के आस–पास पपडी व दाने पड जाते हैं।
2. **डिपथेरेटिक प्रकारः-** इस प्रकार को गीला चेचक या पानी वाला चेचक भी कहते है। इसे मुर्गी का मुख मे पायी जाने वाली श्लेष्मक झिल्ली व भोजन नलिका प्रभावित होती है। यह भारत में यह प्रकार कम ही पाया जाता है।
3. इस प्रकार मे मुर्गी के नथुनों मे संक्रमण हो जाता हैं जो कि संक्रामक कोराइजा रोग के समान लक्षण प्रदर्शित करता है।

संचरणः- यह विषाणु अपेक्षाकृत प्रतिरोधी होता है। अनेक सप्ताहो तक शुष्कन और सूर्य का प्रकाश सहन कर सकता है। रोग विषाणु प्रत्यक्ष और अप्रत्यक्ष सर्म्पक द्वारा संचरित होता है। घरेलू मक्खियों द्वारा यांन्त्रिक संचरण होता है।

नैदानिक लक्षणः- रोग विषाणु का ऊष्मायन काल 4–10 दिनों का होता है। नैदानिक लक्षण मन्द और स्थानीय त्वकीय क्षतियॉ हो सकती है। कलगीए गलफडोए पैरोए अवस्करए आंखों के चारो ओर गांठीय प्रफनीय क्षतियॉ होती है। क्षतियॉ छोटेए श्वेत घनाफुल्ली जैसी प्रारम्भ होकर आकार में बढती और जलस्फोटीय और आपस में मिलकर भूरी मस्सा जैसी पपडी बन जाती है।

शव परीक्षण क्षतियॉः- गीली अथवा डिपथेरेटिक प्रकार के रोग में क्षतियां मुखए स्वरयंत्र व ग्रसनी मे पायी जाती है। कभी कभी श्वासप्रणाल और फेफडो तक बढ जाती है। सुखी अथवा क्यूटेनियस प्रकार में पक्षी के कलगी गलधानीए आंखो के आस पासए टांगो व गुदा पर मस्सों की तरह धब्बे पपडी अथवा दाने पाये जाते है।

परीक्षणः- कुक्कुट चेचक विषाणु कुल पॉक्सविरिडी के जीनस एवीपॉक्स का सदस्य है इसे जरायु अपरापोषी कला (ज.अ.क.) पथ द्वारा 10 दिन के भ्रूणयुक्त मुर्गी के अण्डों से उगाया जा सकता है जिसमें ये चेचक क्षतियॉ उत्पन्न करता है।

पहचान एंव निदानः- कुक्कुट चेचक की पहचान नैदानिक लक्षणों और इतिवृत्त से होती है। संक्रमित भ्रूणों की ज.अ.क. पर चेचक क्षतियों अथवा क्षतियों की कटी सतह से स्पर्श आलेपों में अन्तः कोशिकाद्रवीय अर्न्तर्वेशन पिण्डो के प्रर्दशन प्रत्यक्ष इलेक्ट्रान सूक्ष्मदर्शीय परीक्षण द्वारा चूजों भ्रूणों अथवा चूजा भ्रूण तन्तुकारक सर्वधनों में प्रसंस्करित क्षति पदार्थो में विषाणु कणों का प्रर्दशन विषाणु प्रतिजपों को प्रदीप्ती प्रतिपिण्ड अथवा प्रतिरक्षा परआक्सीडेस परीक्षणों द्वारा ज्ञात करना और प्रतिपिण्डों को एगार जेल विसरण अथवा कम्पलीमेंट स्थरीकरण परीक्षण से सुनिश्चात्मक निदान प्राप्त होता है।

रोकथामः- रोग से स्वस्थ हुए पक्षियों में प्रतिरक्षा जीवन पर्यन्त होती हैं। विभिन्न प्रकार के सजीव टीके उपलब्ध है।

1. **कबूतर चेचक टीकाः-** यह लंबी प्रतिरक्षा उत्पन्न नहीं करता किन्तु यह टीका सुरक्षित है यह 4सप्ताह से कम आयु के चूजों को दिया जा सकता है। यह मुख्यता आधारीय प्रतिरक्षा के लिए दिया जाता है ताकी कुक्कुट चेचक टीकाकरण के पश्चात कम प्रतिकिया है।
2. **कुक्कुट चेचक टीकाः-** इस टीके को लगाने का उचित समय जब चूजे 8 सप्ताह से अधिक आयु के हो तथा अण्डा देने से 2–4 सप्ताह पूर्व लगाना चाहिए।
3. **ऊतक सवंर्धन टीकाः-** इस टीके को प्रकोपों के समय अधोत्वचीय विधि से दिया जाता है।

अध्याय - 4

मेरेक्स रोग

मेरेक्स रोग एक हरपीस विषाणु द्वारा उत्पन्न होता हैं। यह एक डी. एन .ए. विषाणु होता है। जिसका आकार 150–250nm है। इस रोग मे मुर्गियों की टंगों मे लकवा मार जाता है। और तन्त्रिकाओं में कैसर की गांठ पायी जाती है। संक्रमित मुर्गियां एक या दोनों आंखो से अंधी भी हो सकती है। शव परीक्षण में शरीर के सभी भागों में जैसे त्वचा के नीचे, अण्डाशय, गुर्दे, प्लीहा, जिगर, टेस्टिकल, प्रोवेन्ट्रीकुलस, फेफडे. व हृदय में कैंसर की गाठें हो जाती है। विषाणु का संचरण अभिश्वसन द्वारा संचरित होता है। विषाणु का ऊष्मायन काल 3 से 4 सप्ताहों का होता है। रोग मुख्यता 2 से 5 माह के युवा पक्षियों को होता है। मेरेक्स रोग के निम्न प्रकार है।

1. **पारम्परिक प्रकार अथवा कुक्कुट पक्षाघात:-** इसमे पक्षी के पंखों और पैरों की तत्रिकायें प्रभावित होती है। जिसकारण संस्तंभी पक्षाघात होता है।

2. **तीव्र या आशयी प्रकार:-** बिना किसी विशेष लक्षण के कुछ सप्ताहो हेतु अचानक तेजी से मृत्युदर बढना तथा अनेक सप्ताहों तक इसका गिरती दर से अनुगमन होना इसकी पहचान है।

3. **नेत्रीय प्रकार:-** यह मत्स्य नेत्र या मोतीय नेत्र या भूरी नेत्र के नाम से पहचाना जाता है। इसमे पुतली मे रसौली कोशिकाओं के अन्त: संचरण के परिणामस्वरुप अंधापन उत्पन्न होता है।

4. **त्वचीय प्रकार:-** पखों के पुटकों मे पुटकीय गांठो के कारण पंखों मे पक्षाघात होता है व पक्षी उडने मे असमर्थ होता है। जिस प्रकार मे रोगकाल लम्बा होता है। पक्षियों मे अविशिष्ट लक्षण जैसे भार ह्रास, पीलापन, क्षुधाहीनता और दस्त देखे जा सकते है। विषाणु प्रतिजन को ऐगार जेल विसरण तथा प्रदीप्त प्रतिपिण्ड परीक्षणों से विषाणु पृथक्कीकरण और पहचान द्वारा प्रतिपिण्ड ऐगार जेल विसरण प्रतिरक्षाप्रदीप्ती, एलीसा परीक्षण द्वारा ज्ञात और पंखपुडी उपकला का इलेक्ट्रान सूक्ष्मदर्शीय परीक्षण करते है। इसका टीका उपलब्ध है। मेरेक्स टीका एक दिन के चुजों मे लगाना चाहिए, बडी मुर्गियों मे टीका लगाने का कोई लाभ नहीं होता है। फार्म पर उच्च स्तर की स्वच्छता तथा आनुंवशिक प्रतिरोधी उपभेदों का उपयोग आवश्यक है।

निदान

- प्रमुख लक्षण
- इतिहास
- महामारी विज्ञान
- वरयरस की पहचान
- आंतरिक अंगो पर पिंड एवं घाव
- ट्यूमर
- लिम्फोमा

रोकथाम

टीकाकरण ट्यूमर के विकास को रोकने के लिए एक मात्र विधि है। हालांकि टीकेए विषाणु के क्षैतिज प्रसार को कम करता है।

अध्याय - 5

संक्रामक बर्सा रोग

संक्रामक बर्सा रोग गम्बोरो रोग के नाम से भी जाना जाता है क्योकि यह 19961 में गम्बोरो अमेरिका मे पहली बार प्रतिवेदित हुआ था। यह रोग अत्यन्त संक्रामक होता है जोकि एक आर. एन. ए. विषाणु से उत्पन्न होता है।

संचरण:- इस रोग के विषाणु का संचरण संक्रमित मल मूत्र, आहार बर्तनों द्वारा होता है। अण्डों द्वारा संचरण नही होता है। यह विषाणु 3 से 6 सप्ताहों की आयु के चूजों को मुख्यता प्रभावित करता है। पुराने पक्षी व पेरु पक्षी भी संक्रमित हो सकते है। अण्डे देने वाले पक्षी व 14 दिनों तक की आयु के पक्षी लक्षण प्रदर्शित नही करते हैं।

नैदानिक लक्षणअ:- संक्रामक बर्सा रोग का ऊष्मायन काल 2 से 3 दिन का होता है। तीव्र प्रकार के रोग के लक्षण उलझे पंख, जलीयदस्त, गन्दे अवस्कीय पंख, अवसादन और क्षुधाहीनता है। पक्षी 2–3 दिनों मे निर्जलीकरण तथा नैदानिक लक्षणों के अनुगमन प्रदर्शन से मर सकते है।

शव परीक्षण:- शव परीक्षण पर स्थूल क्षतियों मे रक्तश्राव रहित या युक्त वृह्दाकार बर्सा और रेखित पेशियों में (विशेषकर जांघ की) रक्तश्राव पाया जाता है। वृह्दाकार तिल्ली वृक्कीय नलिकाओ तथा कुछ पक्षियों की गवीनियों में यूरेटों का जमाव होता है।

पहचान व निदान:- नैदानिक लक्षण, क्षतियां फैब्रीसियस के बर्सा, तिल्ली अथवा वृक्कों से चूजा भ्रूण/चूजा कोशिका संवर्धन संरोपण द्वारा विषाणु पृथक्कीकरण बर्सा/तिल्ली/वृक्क/यकृत में एगार जेल विसरण प्रतिरक्षा परआक्सीडेस प्रदीप्ती प्रतिपिण्ड परीक्षण द्वारा विषाणु प्रतिजन विदित करना एगार जेल विसरण/एलीसा परीक्षणों द्वारा विशिष्ट–प्रतिपिण्डों को ज्ञात कर रोग का निदान किया जाता हैं।

बचाव व रोकथाम:- उपयुक्त स्वास्थ्य और अच्छा प्रबन्ध उपाय संबशो के बचाव के लिए आवश्यक है। तीन सप्ताह पर जल द्वारा सजीव टीका दिया जाता है ताकि प्रतिरक्षा मिले। प्रजनक मुर्गियों को तनुकृत सजीव विषाणु टीके से 4 और 10 सप्ताह की आयु मे टीकाकृत करते हैं और निष्क्रियकृत सहयोगी टीका 6 से 8 सप्ताहों पश्चात देते है।

अध्याय - 6

संकामक श्वसनीशोथ

संक्रामक श्वसनीशोथ रोग विषाणु जनित और अत्यधिक संक्रामक है। यह रोग कुल कोरोनाविरिडी से सम्बंधित विषाणु के कारण होता है। भारत मे सन 1969 में इस रोग की पहचान हुई। यह विषाणु एक आरएनए विषाणु है जो कि हेलीकल सिमेट्री और आवरण युक्त और इसे 10 दिन के भ्रूण युक्त मुर्गी के अण्डो मे अपरापोषिक पथ द्वारा संवर्धित किया जा सकता है।

संचरण:- इस विषाणु का संचरण दूषित आहार, सामान रखने की टांड, पानी का बर्तन, कपडो सयंन्त्र उपकरणों से अप्रत्यक्ष रुप से फैलता है तथा बिमार मुर्गियों में काम करने वाले व्यक्तियों से प्रत्यक्ष रुप से फैलती है। पराअण्डाशय संचरण नहीं होती है। परन्तु यह बिमारी अण्डे से भी फैलती है। जो मुर्गी एक बार इस बिमारी से ग्रसित हो जाती है वो दुबारा नहीं होती और न ही इससे इस रोग के विषाणु फैलते है।

नैदानिक लक्षण:- नैदानिक लक्षण के रुप में पक्षी अवसादन, खासी, हाफना, श्वासप्रणालीय घडघडाहट, ऑखों व नसिकाओं में निःश्राव और सूजनयुक्त विवर प्रदर्शित करते है। कभी–कभी रोग असूचित निकल जाता है। चूजों में प्रारम्भिक संक्रमण डिम्बवाहिका को क्षति पहुँचाता है ऐसे पक्षी अण्डा देने मे असफल रहते है। अण्डा देने वाली मुर्गियों में संक्रमण से अण्डों का उत्पादन जोकि शून्य तक कम हो जाता है फिर धीरे–धीरे बढने लगता है। परन्तु अण्डे विकृति युक्त हो जाते है। जैसे छोटा आकार, पतला आवरण, खुरदरे कोमल खाल युक्त आवरण, खराब आन्तरिक गुणों तथा निम्न निर्गमन युक्त होते है। कुक्कुट संक्रामक श्वसनीशाथ्ध विषाणु का ऊष्मायन काल 18–36 घण्टों का होता है। सभी आयु के पक्षी संवेदनशील होते है। किन्तु 4 सप्ताह से कम के चूजे तीव्रता से प्रभावित होते है। इसका रोगकाल 7–21 दिनों का होता है। स्वस्थ हुयी मुर्गियां एक माह तक वाहक का कार्य करती है।

शव परीक्षण क्षतियां

रोग ग्रसित मुर्गियों के शव परीक्षण में फेफडा में रक्ताधिक्य और वायुकोष्ठ धुंधले प्रकट होते है। श्वासप्रणाल और फेफडों में अत्यधिक श्लेष्म और श्लेष्मीय निःश्राव देखा जा सकता है। जब डिम्बवाहिनी प्रभावित होती है। तब आकार में

प्रतिक्रमण वाहिनी की अनुपस्थित अथवा अवशेषों की उपस्थिति देखी जाती है। जोकि अविवृत होते है। जब तन्त्रिका विकृतीय उपभेद सवंर्धित होते हैं। वृक्क सूजनयुक्त और पीले तथा नलिकायें और गवीनी यूरेटों सें विस्फारित होती है।

पहचान:- रोग विषाणु को श्वास प्रणाल, वायुकोष्ठकों, आंधान्त्र गलतुडिकाओं, डिम्बवाहिनी और वृक्कों से पृथक्कीकृत किया जा सकता है। विषाणु प्रतिजनों को मूल नमूने अथवा प्रथम गमन संर्वधन द्रव की सहायता से प्रदीप्ती प्रतिपिण्ड परीक्षण, सवेदनशील चूजों में अन्तः श्वास प्रणाल संरोपण द्वारा प्रदर्शित करते हैं। स्वस्थ हुए पक्षियों में एलीसा रक्तसमूहनसंदमन, एगार जेल विसरण और सीरम उदासीनीकरण परीक्षणों द्वारा प्रतिपिण्ड प्रदर्शन प्रत्यक्ष इलेक्ट्रान सूक्ष्मदर्शी द्वारा प्रसंस्करित नमूने मे विषाणु प्रर्दशन और निश्चयात्मक रोग निदान मे सहायक होते है।

निदान व रोकथाम:- इस रोग के निदान हेतु उपयुक्त स्वच्छता और उत्तम प्रबन्ध आवश्यक है। प्रारम्भिक प्रजनकों एंव अण्डा देने वाली मुर्गियों एंव मांस वाले मुर्गो में सजीव टीके प्रयुक्त होते है। निष्क्रियकृत तेलीय सहयोजी टीके प्राथमिक प्रजनकों और अण्डे देने के समय प्रयुक्त करते है। निष्क्रियकृत टीकों से श्रेष्ठ बचाव प्राप्त हो सकता है।

अध्याय - 7

सक्रांमक स्वरयन्त्रश्वास प्रणालशोथ

सक्रांमक स्वरयन्त्र श्वास प्रणालशोथ एक हरपीस विषाणु के कारण होता है। हांफना, रक्त रंजित निःश्राव, कफोत्सारण और खुले मुंह द्वारा श्वास लेना इस रोग के लक्षण हैं। इस रोग का विषाणु एकल प्रतिजनिक प्रकार का होता है। इसे अपरापोषी कला (ज.अ.क.) द्वारा 10 दिन के भ्रूणयुक्त मुर्गी के अण्डे से संवर्धित किया जा सकता हैं

संचरण:- रोग का संचरण संक्रमित पक्षी से होते है। परन्तु स्वस्थ हुए पक्षी वाहक रह सकते है तथा विषाणुओं को 2 वर्षो से अधिक तक धारण करते है।

नैदानिक लक्षण:- रोगजनक विषाणु का ऊष्मायन काल 2 से 8 सप्ताह का होता है। नैदानिक लक्षणो मे खांसी, छींकना, नसिका और नेत्रीय स्श्राव कष्टश्वसन, खुला मुख श्वसन और अवसादन होता है। रक्तीय श्लेष्म अथवा स्पष्ट रक्त का कफोत्सारण होता हैं उग्र उपभेद से मृत्यु 70–100 प्रतिशत तक होती है। मन्द प्रकारों में पक्षी नेत्रश्लेष्मकलाशोथ और सूजा हुआ नेत्रगुहा तथा नासिका विवर प्रदर्शित करते है।

शव परीक्षण:- स्थूल क्षतियों के चूजा भ्रूणों के श्वास प्रणाल निस्श्राव/फेफडा विलेय से विषाणु प्रथक्कीकरण उपर्युक्त ऊतकों मे विषाणुयीय प्रतिजनों को प्रदीप्ती प्रतिपिण्ड विधि और स्वस्थ हुये पक्षियों मे सीरम उदासीनीकरण, ऐगार जेल विसरण और प्रतिरक्षा प्रदीप्ती परीक्षण द्वारा प्रतिपिण्डों का प्रर्दशन की सहायता से रोग निदान करते है।

बचाव एंव नियन्त्रण:- इस रोग से बचाव के लिए उचित प्रबन्धन व स्वच्छता के तरीके अपनाने चाहिए। एक अविकृतिजन्य उपभेद से अवस्कर द्वारा टीकाकरण इस रोग का नियन्त्रण करता है। एक अन्य कोशिका सवंधित टीका भी उपलब्ध है जो वायु बन्दुकों अथवा पीने के पानी द्वारा दिया जा सकता है।

अध्याय - 8

कुक्कुट हैजा

रोग कारक:- कुक्कुट हैजा भारत में पक्षी इनफ्लूयेजा, विषाणु चूजों, पेरू पक्षियों, फीजेन्टों जिसमें केरल की बत्तखें भी है से पृथक्कीकृत किया गया।

संचरण:- कुक्कुट हैजा विषाणु का संचरण निकट सर्म्पक द्वारा होता है हालाकि अप्रयत्क्ष प्रकारों द्वारा संचरण भी सम्भव है।

नैदानिक लक्षण:- कुक्कुट हैजा रोग के विषाणु का ऊष्मायन काल 3–7 दिनों का होता है। रोग अचानक प्रकट होता है और एक तीव्र काल युक्त होता है। नैदानिक लक्षणों में ज्वरए विवरशोथ, श्वसनीय लक्षणए अत्यधिक अश्रुश्रावणए सिर व चेहरे मे शोपनए कलगी व गलफडों में श्यायताए दस्तए तन्त्रकीय लक्षण आमतौर पर देखं जाते है। नैदानिक लक्षणों के उद्भव के 2 दिनों पश्चात मृत्यु होती है। मृत्यु 40–100 प्रतिशत तक विविध होती है।

शव परीक्षण क्षतिया:- कुक्कुट हैजा से ग्रसित पक्षी के शव परीक्षण पर समस्त शरीर मे विशेषकर ग्रथिल जठरए उदरीय वसाए तथा उरोस्थि की भीतरी सतह पर रुधिरांक और नीलाछंन रक्तश्राव पाया गया। कुछ प्रभावित पक्षियों में सूजे वृक्क और श्वासप्रणाल में डाटें भी देखी जाती है।

पहचान:- कुक्कुट हैजा विषाणु पृथक्कीकृत करने के बाद इसकी विशिष्ट पहचान ऐगार जेल विसरणए रक्तसमूहन संदमनए न्यूरामिनीडेस संदमन और विषाणु उदासीनीकरण परीक्षणों द्वारा की जाती है।

बचाव और नियन्त्रण:- कुक्कुट हैजा विषाणु से बचाव और नियन्त्रण हेतु द्वितीय प्रसार से बचने के लिए कठोर स्वास्थ्य उपाय अपनाये जाने चाहिए। सभी सर्म्पक में आये और मृत पक्षियों को नष्ट कर देना चाहिए।

अध्याय - 9

एवियन इनसिफैलो माइलाइटिस

एवियन इनसिफैलो माइलाइटिस या एपिडमिक ट्रिमर युवा कुक्कुट पक्षियों, टर्की, बटेर, फीजेन्टस और कबूतर का एक विषाणु जनिक रोग है। कुक्कुट पक्षियों की अपेक्षा टर्की इस रोग के लिए कम संवेदनशील होते हैं और उनमें सामान्य संक्रमण की दशा में बीमारी अपने मध्यम नैदानिक लक्षण प्रकट करती है। बत्तख और मिनी फाउल में यह बीमारी नही होती है। परन्तु प्रयोगात्मक तौर पर विषाणु संक्रमण के लिए ये पक्षी संवेदनशील हैं। इस रोग का विषाणु कुल पिकोरनाविरडी का आर.एन.ए. प्रकार का विषाणु होता है जो कि केन्द्रीय तंत्रिका तंत्र को संक्रमित करके तंत्रिका सम्बन्धी नैदानिक लक्षण प्रदर्शित करता है।

संचरण:- इस रोग का संक्रमण लम्बवत व क्षैतिज संचरण द्वारा होता है। इस रोग का उष्मायन काल एक से सात दिन होता है। इस विषाणु का संक्रमण प्रजनन करने वाली पक्षियों को होने की दशा इससे प्राप्त होने वाली चूजों की अगली पीढ़ी भी संक्रमित होती है। विषाणुओं की गुण्धात्मक वृद्धि आंतों में होती है और सक्रंमित पक्षियों के मल में विषाणु कुछ दिनों से लेकर कुछ हफ्तों तक उत्सर्जित होते रहते हैं। जा कि संक्रमण को फैलाकर झुण्ड की अन्य पक्षियों को भी प्रभावित करते हैं। इस रोग के विषाणु में वातावरणीय दशाओं के लिए प्रतिरोधात्मक क्षमता होती है, जिससे ये लम्बे समय तक अपनी संक्रामकता बनाये रखता है।

नैदानिक लक्षण:- इस रोग का प्रमुख नैदानिक लक्षण मांसपेशियों में संयोजन का खत्म हो जाना और सिर व गर्दन में कम्पन्न है। अण्डा उत्पादन गिर जाता है और अण्डों से चूजों का निकलना भी कम हो जाता है। प्रभावित पक्षियों में आंखों का मंद पड़ना, पिछले पैरों पर बैठना, सिर व गर्दन में कम्पन्न, कमजोरी और आंशिक रूप से लकवापन होना है, जो अन्त में पूर्णरूप से लकवापन के शिकार का लक्षण प्रदर्शित होता है। खाद्य व जल का उपभोग कम होना परिणामस्वरूप वनज में कमी का होना। बीमारी की यह सारी अवस्थाए सामान्य तौर पर उन पक्षी समूह में देखने को मिलती है जो तीन सप्ताह से कम आयु का हो। वयस्क अण्डा देने वाली पक्षियों में अण्डा उत्पादन कम होना ही कभी–कभी एक मात्र लक्षण प्रदर्शित होता है।

शव परीक्षण क्षतियां:- सम्पूर्ण क्षतियां बहुत मंद या नही होती है। पेषणी की

मांसपेशियों सूक्ष्म सफेद क्षेत्र हो सकते हैं। इस रोग से प्रभावित होकर स्वस्थ हुई कुछ पक्षियों मे संक्रमण के कुछ सप्ताह बाद मोतियाबिन्द हो सकता है। सूक्ष्मदर्शीय क्षतियों मस्तिष्क कोशिकाएं प्रभावित होती है।

पहचान:- विषाणु पृथक्कीकरण करने के बाद इसकी विशिष्ट पहचान विषाणु उदासीनीकरण परीक्षणों द्वारा की जाती है। मस्तिष्क ऊतकों का ऊतकविकृति परीक्षण की सहायता से विषाणु पहचाना जाता है। प्रतिरक्षा प्रदीप्ती परीक्षण द्वारा एलिजा मिश्रण विधि से विषाणु की पहचान की जाती है।

बचाव व नियंत्रण:- इस बीमारी से एक बार संक्रमित पक्षी इस विषाणु के लिए रोग प्रतिरोधी क्षमता प्रदर्शित करते हैं। इस रोक नियंत्रण समूह टीकाकरण द्वारा किया जाता है। वयस्क पक्षी पंख जाल विधि द्वारा टीकाकृत किये जाते हैं, जबकि चूतों में टीकाकरण पेय जल विधि या नेत्र बुन्दक द्वारा किया जाता है। नेत्र बुन्दक टीकाकरण पद्धति ज्यादा प्रभावी रहती है। इस बीमारी से मृत्युदर 25 से 60 प्रतिशत तक हो सकती है, जबकि जीवित बचे पक्षी अन्य उत्पादक हो जाते है। प्रजनन हेतु प्रयुक्त होने वाली पक्षियों में टीकाकरण 9 से 16 सप्ताह की उम्र में किया जाता है। इस बात की सलाह दी जाती है कि अण्डा देने वाली मुर्गियों में अण्डा उत्पादन कम होने से रोकने के लिए टीकाकरण सही समय पर कर देना चाहिए।

अध्याय - 10

अन्तर्वेशन पिण्ड यकृत शोथ

यह रोग सन 1963 मे अमेरिका से प्रतिवेदित किया गया तथा तब से भारत सहित अनेक देशों से प्रतिवेदित किया गया है। रोग कारक एडीनों विषाणु के संचरण की आम विधि लम्बीय है साथ ही सीमित प्रतिशत में क्षैतिज संचरण होता है। पक्षी अवसादित और कम भार ग्रहण करते है।

रोग में पीलिया और दस्त होता है। शव परीक्षण करने पर लोथ अरक्तीय और यकृत वृह्दाकार लगभग सर्म्पूण उदर गुहा को भरता और यह हल्का भूरा से पीला व रक्तश्राव युक्त होता हैं। इसमें वसीय अपजनन और परिगलन होता है। मांसपेशिओं और अस्थिमज्जा में रक्तश्राव त्वचा और अधोत्वचीय वसा में पीलिया देखा जा सकता है। यकृत कोशिकाओं में अंतः नाभिकीय अन्तर्वेशन पिण्ड देखे जा सकते है। ये प्रायः इयोसिनरागी, बडे गोल या अनियमित आकार के तथा चारों ओर स्पष्ट प्रभामण्डल होता हैं।

कोशिकाओं के अपघटकों में इलेक्ट्रान सूक्ष्मदर्शी परीक्षण द्वारा एडीनोविषाणु को प्रदर्शित किया जाता है। चूजा भ्रूण संरोपण द्वारा यकृत से विषाणु को अलग किया जाता है। प्रभावित ऊतकों में प्रदीप्ती प्रतिपिण्ड परीक्षण और स्वस्थ हुए चूजों मे ऐगार जेल विसरण, एलीसा, प्रतिरक्षाप्रदीप्ती और विषाणु उदासीनीकरण परीक्षणों द्वारा प्रतिपिण्डों के प्रदर्शन से निश्चयात्मक निदान कर सकते है। चूंकि लम्ब संचरण होता है। अतः नियन्त्रण प्रजनन स्तर पर ही प्रारम्भ किया जाता है। अच्छी स्वच्छता और प्रबन्ध द्वारा रोग को कम किया जा सकता है। इस रोग का कोई टीका उपलब्ध नही है।

अध्याय - 11

कम अण्डा उत्पादन संलक्षण (इडीएस–76)

इस रोग का वर्णन सर्वप्रथम 1976 में एक झुण्ड से हुआ था जिसमें 30–80ः तक अण्डा उत्पादन कम हुआ था। यह अवस्था बत्तख का एक रक्तसमूहन पक्षि एडीनों विषाणु रोग उत्पन्न करता है। इस रोग का विषाणु स्तनपायियों के अतिरिक्त मुर्गियों, बत्तख, पेरु पक्षियों, कलहंसों और कबूतरों की लालरक्त कोशिकाओं का समूहन करता है। इस बीमारी से मुर्गियों मे अण्डा उत्पादन एकदम कम हो जाता है। और अण्डे का छिलका पतला एंव कमजोर हो जाता है। इसको टीके द्वारा रोका जा सकता है। तैलीय सहयोजी निष्क्रियकृत टीके से टीकाकरण करना अच्छे परिणाम देता है। ये टीकाकरण 14–16 सप्ताह पर दिये जाते है। कम अण्डा उत्पादन संलक्षण डी एन ए विषाणु के कारण होता है, बत्तख एडीनो विषाणु–1 है। जीनस एटडेनोविपरस से सम्बन्धित है।

सामान्यतः विषाणु जगंली और घरेलू बत्तख को संक्रमित करता है। एडीनो विषाणु समूह एन्टीजन को पारम्परिक तरीके से नही दिखाया जा सकता और कम अण्डा उत्पादन संलक्षण पक्षियो के लाल रक्त कोशिका अन्य पक्षियो के एडीनो विषाणु से भिन्न है, जो कि विषाणु को एन्टीवाडी का पता लगाने के लिए हेमग्लटिन परीक्षण का उपयोग करने की अनुमति देता है। 0.5 प्रतिशत फार्मलएलडिहैड या 0.5 प्रतिशत ग्लूटालीडीहाईड के उपचार के बाद संक्रमण नष्ट हो जाता है। अभी तक कम अण्डा उत्पादन संलक्षण ड्रोम विषाणु के केवल एक ही सीरोटाइप को पहचाना गया है।

प्रभावित प्रजातियॉ

कम अण्डा उत्पादन संलक्षण विषाणु के लिए प्राकृतिक मेंजबान बत्तख और कलहंसा है। विषाणु मुर्गियो में एक टिक के माध्यम से संक्रमित हुआ था जो दूषित–भ्रूण फाइब्रोब्लास्ट में उगाया गया था। यह विषाणु मुर्गियों में स्थापित हो गया, जिस कारण अण्डे की बाहरी परत की गुणवत्ता और अण्डो की हानि के साथ बडी समस्या हो गयी। मुर्गियो के सभी उम्र और नस्ल के जीव संक्रमण के लिए अति संवेदनशील होते है। यह बीमारी भूरे अण्डे का उत्पादन करने वाली मुर्गी और Heavy Broiler Breeder में सबसे गम्भीर होती है। जापानी बटेर (*Coturnir Coturnie Japonica*) में भी यह बीमारी पनप सकती है।

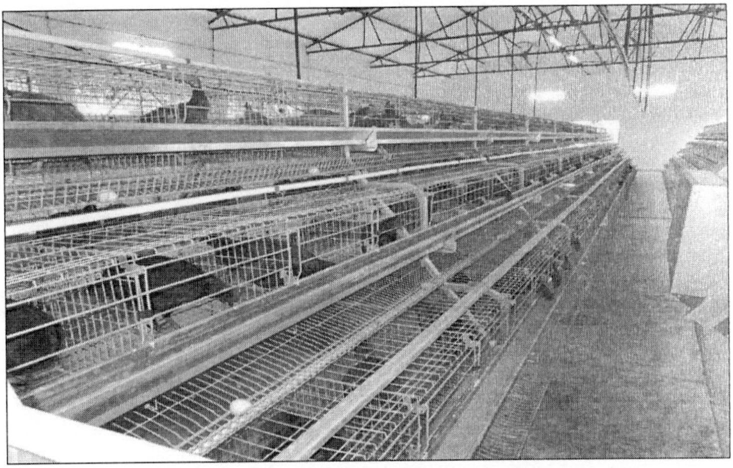

चित्र 1: कम अण्डा उत्पादन संलक्षण (इडीएस–76)

संचरण

बत्तख एडिनो विषाणु ए को लम्बवत में प्रसारित किया जा सकता है। अण्डो के दोनो बाहरी और अन्दर में विषाणु मौजूद होता है। प्रायोगिक रुप से संक्रमित परिपक्व मुर्गीया इंजेक्शन से 8 से 18 दिनो के अन्दर संक्रमित अण्डे देती है। चूजे जो कि संक्रमित अण्डो से बाहर आए हो या छोटे पर ही संक्रमित हो गये हो, तुरन्त ही विषाणु निकलने लगता है। कई बार विषाणु कुछ पक्षियो में तब तक अत्यन्तग रहाता है जब तक वह जीव यौन परिपक्व ना हो जाए, एस समय विषाणु अण्डो और विष्ठान दोनो में उत्सर्जित होता है।

नैदानिक लक्षण

बतख एडोनो विषाणु ए के साथ संक्रमित मुर्गियां असामान्य अण्डे व अंण्डो की संख्या में गिरावट जैसी समस्या मिलती है।

अपरिपक्व मुर्गी में पहला संकेत–अण्डो में पिगमेण्ट की कमी, उसके बाद पतले गोले और बिना गोले के अण्डे का उत्पादन होता है।

परीक्षण

निश्चित निदान के लिए प्रयोगशाला परीक्षण की आवश्यकता है। पक्षियों का विशेष रुप से पिजंरे इकाइयों में निदान के लिए पक्षियो का चयन करना , मुर्गियों को लक्षित करना महत्वपूर्ण है, जिससे प्रभावित अण्डे का उत्पादन किया गया क्योकि अगर समस्या ए0डी0एस0 विषाणु सक्रमण के कारण होती है तो और पक्षियो में फैल सकती है।

आर0बी0सी0 और एलिसा का उपयोग करने वाले हेमग्लूटीनएटीन

(Heamagglutination) निषेध परीक्षण के सेरोलाजिक परीक्षण है। इसके अलावा पुष्टि के लिए सीरम निष्काशन परीक्षण किया जा सकता है।

पीसीआर (PCR) आधारित परीक्षण और एनटीजन के लिए किया जाता है। फिर मुर्गी की उचित चयन की जॉच करना बहुत महत्वपूर्ण है क्योकि इन्हे पहचानान मुस्किल हो सकता है।

रोक थाम

झुण्ड स्वच्छता और अन्तर प्रजातीय के सम्पर्क में कम आने से रोग होने की सम्भावना अत्यन्त कम हो जाती है।

उपचार

निष्क्रिय टीका इस रोग को नियंत्रित कर सकती है, लेकिन यह भी बहुत प्रभावी है, पूरी तरह से इस रोग का समाधान नही करेगा।

अध्याय - 12

संक्रामक चूजा अरक्तता

यह रोग संक्रामक चूजा अरक्तता (स.चू.अ.वि.) विषाणु द्वारा उत्पन्न होता है। यह एक डी.एन.ए. विषाणु है। जिसका आकार 20–24nm है, जोकि कुल सिरकोविरी का एक सदस्य है। रोग का सर्वप्रथम वर्णन 1979 मे जापान मे हुआ इस रोग के भारत मे अपघटित होने की आंशका है। संचरण लम्ब व क्षैतिज है जोकि लम्बीय संक्रमित पक्षियों के संक्रमित मल के अशन द्वारा होता है। जनको मे नैदानिक लक्षण नही देखे जाते है।

शव परीक्षण पर त्वचा के नीचे और रेखित पेशियों मे रक्तश्राव, वृह्दाकार यकृत और कोभीय त्वकशोथ देखा जाता है। रोग की तीव्रता बढ जाती है, जब स.चू.अ.वि. संक्रामक बर्सारोग/अन्तर्वेशन पिण्ड यकृतशोथ/मेरेक्स रोग/रियोविषाणु संक्रमण/पक्षी ल्यूकोसिस के साथ युग्म होती है। निदान व नैदानिक लक्षणो और क्षतियों, विषाणु पृथक्कीकरण और प्रभावित अंगो व ऊतको में विषाणु प्रतिजनों को ज्ञात करना और स.चू.अ.वि. के प्रतिपिण्डो को अप्रत्यक्ष प्रदीप्ती प्रतिपिण्ड, सीरमी उदासीनीकरण अथवा एलीसा परीक्षण द्वारा ज्ञात करके करते है। एक रुक्ष सजीव ठीके को पालन के समय प्रजनक झुण्डों मे प्रयुक्त करते है जो इसे अण्डों मे जाने से रोकता है।

अध्याय - 13

पेरु पक्षियों मे रक्तश्रावीय आन्त्रशोथ

इस रोग को सर्वप्रथम 1930 मे वर्णित किया गया। इस रोग के कारण युवा पेरु पक्षी अचानक मृत्यु प्रदर्शित करते हैं। विषाणु का संचरण मुख तथा मल द्वारा होता हैं। प्रभावित पक्षी अवसादन के साथ रक्तीय मल और अचानक मृत्यु प्रदर्शित करते है। मृत्यु दर 60 प्रतिशत तक हो सकती है। रोग का ऊष्मायनकाल 3–4 दिनों का होता है। शव परीक्षण पर स्थूल रुप मांस अच्छा और अन्नपुट में आहार होता है। आंत रक्त से भरी तथा तिल्ली वृहदाकार, भुरभुरी और संगमरमरी अथवा धब्बेयुक्त होती है। नैदानिक लक्षणो और क्षतियों के निरीक्षण के अतिरिक्त, अन्तिम निदान संक्रमित पक्षियों की तिल्ली के महीने ऊतकों कों 5 से 10 सप्ताहो के आयु के संवेदनशील पेरु पक्षी चूजों मे प्रयोगात्मक संरोपण मुंखीय (मुखीय अथवा अवस्करीय) द्वारा, विषाणु प्रतिजनों का ऐगार जेल विसरण परीक्षण तथा प्रतिपिण्डों को एलीसा परीक्षण द्वारा प्रदर्शित करके किया जाता हैं बचाव एंव नियन्त्रण हेतु उपयुक्त स्वच्छता एंव प्रबन्ध को अपनाना चाहिए। अउग्रीय पुथक्कीकृतों को पेयजल द्वारा देकर सजीव विषाणु टीके की तरह प्रयुक्त किया जा रहा है।

अध्याय - 14

विषाणु द्वारा जिगर रोग (वायरल हैपेटाइटिस)

रोग कारक:- रोग कारक/जनक विषाणु एक डी. एन. ए. एडीनों विषाणु है। इसका आकार लगभग 80उन है।

लक्षण:- आठ से नौ सप्ताह की मुर्गियों में यह रोग पाया जाता है। इसमे सफेद कंलगी व गलधानी का होना, म्यूकस झिल्लीयों का सफेद होना, कमजोर होना, वनज कम होना, शरीर की वृद्धि रूक जाना आदि लक्षण पाये जाते है।

शवपरीक्षण क्षतियां:- त्वचा मांस पेशिसों व जिगर मे रक्तश्राव के चिन्ह मिलते है। इसके अलावा जिगर पर वसा की परत जम जाती है। म्यूकस झिल्लियॉ पीली हो जाती है।

पहचान:- जिगर की कोशिकाओं के नाभिक में सूक्ष्मदर्शी से देखने पर इन्क्लूशन बाडी देखकर रोग की पहचान की जा सकती हैं। इसका उपचार नहीं हैं।

अध्याय - 15

विषाणु द्वारा जोड रोग

रोग कारक:- इस रोग का कारक एक रियोवायरस या रियो विषाणु है। इस बिमारी से ज्यादातर 5–7 सप्ताह तथा 20 सप्ताह तक मुर्गियॉ प्रभावित होती है। यह रोग मुर्गियों की सारी जातियों मे होता हैं। इसमे मुख्यतः मुर्गी के टखने का जोड सूज जाता है। कभी कभी सूजन पंजे तक भी आ जाती है। इससे प्रभावित मुर्गियॉ लगडी हो जाती हैं। रोग का संचरण पक्षी से पक्षी, मातृ पक्षी से चूजों मे होता है। रोग के पश्चात स्वस्थ मुर्गी वाहक बन जाती हैं। रोग से बचाव के लिए प्रभावित मुर्गी को अलग कर देना चाहिए। बचाव के स्वच्छता व सफाई का उचित प्रबन्ध करना चाहिए। रोग से बचाव का उपचार व टीका अभी तक उपलब्ध नही है।

अध्याय - 16

एडीनों विषाणु संक्रमण

एडीनों विषाणु सक्रंमण को सर्वप्रथम 1954 मे वर्णित किया गया था। एडीनो विषाणु पेरु पक्षियों, फीजेन्टो, बत्तखों व कलहंसों में रोग की अवस्थाओं से सम्बधित है। विषाणु का आकार 70–80 सिमेट्री मे क्यूबिकल और नग्न और द्विवलीय डी.एन.ए. युक्त है। विषाणु अपेक्षाकृत स्थिर व परपोषी से बाहर वातावरण मे अधिक समय तक सजीव रहता है। एडीनों विषाणुओं को उनकी प्रतिजनी सम्बद्धता पर 3 समूहों मे विभाजित किया जा सकता है।

समूह 1 से सदस्यों में आम प्रतिजनी होते है मुख्यता मुर्गियों पेरु, पक्षी, कलहंस और अन्य प्रजातियों से पृथक्कीकृत किया गया है।

समूह 2 में पेरु पक्षी रक्तश्रावीय, आन्त्रशोथ, फीजेन्ट की मार्बल तिल्ली रोग तथा मुर्गियों की वृहदाकार तिल्ली विषाणु सम्मिलित है इनके सभी सदस्यों मे आम प्रतिजन की सहभागिता होती है।

समूह 3 मे अण्डा कम उत्पादन संलक्षण–76 विषाणु और बत्तखों के समतुल्य विषाणु है।

पक्षियों मे एडीनोविषाणुओं से उत्पन्न पहचाने गये रोग है– अन्तर्वेशन पिण्ड यकृतशोथ, अण्डा कम उत्पादन संलक्षण–76 पेरु पक्षियों का रक्त श्रावीय आन्त्रशोथ और बटेर श्वसनीशोथ।

अध्याय - 17

पक्षि लसिकाणुगुल्म/सार्कोमा

रोग के विषाणु कुल रेट्रोविरीडी के पक्षि प्रकार सी विषाणु से सम्बन्धित होते है। कैन्सर जन्य लसिकाणुगुल्म बाह्यजन्य प्रकृति के है जबकि अन्तः जन्य लसिकाणुगुल्म अकैन्सर जन्य विषाणु है। रोग विषाणु का संचरण दोनों माध्यमों लम्ब व क्षैतिज विधियों द्वारा होता है। पराअण्डाशय संचरण द्वारा विषाणु का स्थिरीकरण होता है।

अध्याय - 18

लसिकाभ लसकोशिकागुल्म

यह एक बी कोशिका रसौली है। यह 14 सप्ताहों के प्राकृतिक संक्रमण के पश्चात होती है और इसका सर्वाधिक लैंगिक परिपक्वता के समय देखा जाता है। नैदानिक लक्षणों में कलगी का पीलापन, आहार के प्रति अरूचि, कृशता और दुर्बलता। यकृत, बर्सा, और वृक्क के वृह्दाकार होने से परिणाम स्वरूप उदर फूल जाता है और लगभग सभी अंग ऊतकविकृति विज्ञानी क्षतियों, प्लाज्मा सीरम और रसौली ऊतकों से कोशिका संवर्धनो मे संरोपण द्वारा विषाणु पृथक्कीकरण और लसकोशिकागुल्म विषाणुओं हेतु कम्पलीमेंट स्थिरीकरण परीक्षण, प्रदीप्ती प्रतिपिण्ड प्रतिरोध व्युत्पन्न करने वाला कारक अथवा एलीसा परीक्षणों प्रतिरोध द्वारा विषाणु प्रतिजन ज्ञात करके किया जाता है। बचाव व नियंन्त्रण हेतु आंनुवशिक चयन झुण्ड प्रबन्ध रोग को घटाने और अन्ततः नियन्त्रण में सहायता कर सकते है।

अध्याय - 19

संक्रमित लारिंजोट्राकाईटिस

- हरपीज वायरस के संक्रमण के कारण ये रोग होता है।
- मुर्गियॉ और टर्की इस विषाणु से प्रभावित है।
- मृत्यु दर 50–100 प्रतिशत की होती है, जो 70 प्रतिशत तक पहुॅच सकती है।
- पुनः प्राप्त और टीका लगा पक्षी इसका वाहक होता है। संक्रमण का मार्ग उपरी श्वसन तंत्र और कंग्नादावा या मौखिक है। इसका संक्रमण हवाई कणों द्वारा होता है।
- विषाणु मेजबान के बाहर बहुत ही प्रतिरोधी होता है पर कीटाणुनाशकों प्रति अतिसंवेदनशील है।

लक्षण

- दमा
- हांफना
- नाक का निर्वहन
- बलगम व खून की खांसी
- अंडा उत्पादन में गिरावट

शवपरीक्षण क्षतियां

- स्वास नली में खून
- सूक्ष्मदर्शीय क्षातियां
- गंभीर रूप मे लक्षण और घाव पर्याप्त है।
- PCR *(Polymerase Chain Reaction)*
- ELISA

इलाज

- एंटीबायोटिक दवाओं द्वारा अन्य परजीवियों के संक्रमण का नियंत्रण।
- लाइलाज।

निवारण

- टीकाकरण
- सक्रमित पक्षियों को अलग रखना।
- प्रयोग के उपकरणों या सामाग्रियों की सख्त जैव सुरक्षा।
- कीटाणुनाशकों का छिडकाव।

अध्याय - 20

जल परिहद / हाइड्रोपेरीकार्डिया

जल परिहद / हाइड्रोपेरीकार्डिया सबसे पहले मांस के लिए पाले जाने वाली मुर्गियों में देखा गया था। पाकिस्तान में 1987 में यह रोग सबसे पहले देखा गया था। इस रोग से मुर्गियों की मृत्यु हो जाती है। यह रोग ज्यादातर लीवर, ह्रदय, गुर्दा तथा फेफड़ों को प्रभावित करता है। इस रोग की वजह से मुर्गियां अत्यधिक मरती है और यह रोग लीबर की कोशिकाओं को हानि पहुॅचाता है। इस रोग में तरल पदार्थ मुर्गी के ह्रदय के आस–पास जमा हो जाती है। यह रोग ज्यादातर 3–6 हफ्ते की मुर्गियों में देखा जाता है। यह रोग ''एडीनों'' विषाणु की वजह से फैलता है। इस रोग को हम ''लीची ह्रदय'' रोग भी कहते हैं। इस रोग में मुर्गियों के मरने के 60–80 प्रतिशत है।

फैलना

- यह रोग एक मुर्गी से दूसरी मुर्गी में फैलता है, यानि यह एक संक्रामक रोग है जो रोगी मुर्गी से स्वस्थ्य मुर्गी में फैलता है।
- जे व्यक्ति मुर्गी घर में आते–जाते रहते हं उनके द्वारा भी यह रोग फैलता है।
- व्यक्ति के कपड़े द्वारा हाथों द्वारा भी यह रोग फैलता है।
- यह रोग गंदे बिछावन जो की मुर्गी घर में बिछा होता है उससे भी फैलता है।

लक्षण

- मुर्गी अधिक संख्या में मरने लगती है।
- मुर्गी दाना कम खाती हैं और सुस्त हो जाती है।
- मुर्गियां झुंड में होती है और उनके पंख झूके रहते हैं।
- मुर्गीयो का मल पीले रंग का हो जाता है और लगातार पीला और चिपचिपा मल आता है।
- पोस्टमार्टम करेगें तो मुर्गी का तो हमे पीले रंग का तरल पदार्थ भरा हुआ मिलेगा ह्रदय के पास।

- गुर्दा और फेफडा बड़ा, पीला दिखाई पडेगा।
- फेफड़ों में भी तरल पदार्थ भर जाएगा।

निदान

- शरीर के अन्दर के भागों में जमा हुआ बदलाव के आधार पर।
- मुर्गी के व्यवहार और लक्षणों को देखकर दिनादन करेगें।
- एलिषा फलोरिसेट आदि तकनीक द्वारा जॉचा और परखा जाएगा रोग को।

उपचार

- अभी तक कोई खास उपचार नही है इस रोग का।
- फिर भी साफ पानी में जो कि पीने योग्य हो उसमें 2.5 प्रतिशत आईडोफोर मिला दें।
- कभी–कभी जीवित टीका भी पानी में मिलाकर मुर्गीयों को दिया जाता है।
- मुर्गियों में नियमित टीकाकरण करते रहना चाहिये।
- मांस के लिए पाले जाने वाली मुर्गियां में दस दिन से पहले टीकाकरण करना चाहिये।

रोकथाम/नियंत्रण

- यह रोग ज्यादा मुर्गियां को एक ही स्थान पर रखने से होता है इसलिए कभी भी ज्यादा मुर्गियों को एक ही स्थान पर ना रखें।
- रोग से ग्रसित मुर्गिया को स्वस्थ्य मुर्गियां से अलग कर दें।
- फरमिलीन युक्त तरल पदार्थ का मुर्गी घर में नियमित छिडकाव करें।
- कम अथवा चुने हुए व्यक्तियों को ही मुर्गी घर में आने जाने दें।
- समय–समय पर टीकाकरण करते रहना चाहियें।

अध्याय - 21

बत्तख विषाणुयीय आन्त्रशोथ

रोगजनक विषाणु एक हरपीस विषाणु (एनाटिड हरपीस विषाणु) है। प्रयोगशाला में विषाणु विकसित हुए 12 से 14 दिनों की आयु के बत्तख भ्रूणों के ज.अ.क. पथ द्वारा उगाया जा सकता है। संक्रमित भ्रूण 4 से 6 दिनों के समय में स्थानिक रक्ताधिक्य प्रदर्शित करते हुए कालग्रस्त हो जाते है। मुख्यतः जल द्वारा संचरण सम्पर्क प्रत्यक्ष व अप्रत्यक्ष होता है। संक्रमित पक्षियों का आवागमन विसरण का सर्वाधिक महत्वपूर्ण माध्यम माना जाता है। पराअण्डाशयी संचरण नही होता है। ऊष्मायन काल 3 से 7 दिनों का है। अचानक सभी आयु की बत्तखों में उच्च और लगातार बनी रहने वाली मृत्यु बत्तख हैजा का एक संकेतक हैं। रोग के लक्षणो मे पखों व पैरो का पक्षाघात, पानी मे तैरने मे असफलता, हरा दक्त और गन्दी अवस्कर, अत्यधिक आंसू बहाना जिससे आंखे बन्द हो जाती है। अण्डा उत्पादन 50 प्रतिशत तक कम हो जाता है। नरों मे शिशन का भ्रंश हो जाता है। शव परीक्षण करने पर स्थूल क्षतियों मे दैहिक गुहाओं में रक्त तथा विविध अंगो और समर्थक संरचनाओं मे रुधिरांक रक्तश्राव की उपस्थित देखी जाती है। तिल्ली सामान्य अथवा आकार में छोटी होती हैं यकृत पीला व सूई की नोक जैसे रक्तश्रावों और श्वेत केन्द्रकों युक्त होते है। पाचनतन्त्र मे श्लेष्मकला में विस्फोट देखे जाते है। ग्रसनी की श्लेष्मकला मे रक्तश्राव के पंक्तीय धब्बे व समानान्तर श्वेत डिप्थेरेटिक जमाव देखा जाता है। पेषणी की मांस पेशियों में परिगलन के कारण भूरे श्वेत क्षेत्र दिखते हैं। बत्तख हैजा का निदान नैदानिक लक्षणों से किया जाता है। जिसे इन्फ्लूयेंजा, पाश्चेुल्लता और एफ्लाविषाक्तता क्षतियो से विभेदित किया जाता है। विषाणु के पृथक्कीकरण और पहचान और विषाणु प्रतिजनों को ऊतकों में प्रदीप्ती प्रतिपिण्डों अथवा एलीसा परीक्षणो द्वारा की जाती है। रोग का सजीव टीका प्रायः अधोत्वचीय विधि से दो सप्ताह के अधिक आयु के बत्तखों के चूजों की दिया जाता है। टीकाकृत पक्षी एक दिन के अन्दर प्रतिरक्षा प्राप्त कर लेता है।

कुक्कुट रोग बचाव, नियंत्रण व प्रबंधन

कुक्कुट पालन उद्योग आज एक प्रमुख उद्योग है और इस क्षेत्र में काफी सम्भावनाएं भी है क्योंकि आज बढ़ती भोजन आवश्यकताओं को पूरा करने के लिए खाद्यान्न के साथ–साथ भोजन योग्य अन्य संसाधनों को भी बढ़ाना पड़ेगा।

कुक्कुट पालन उद्योग से अण्डे तथा मांस दोनो प्राप्त होते हैं। इस कारण पारम्परिक घरेलू मुर्गी पालन की जगह बड़े पैमाने पर व्यवसायिक फार्मों में मुर्गी पालन किया जा रहा है। यद्यपि कुक्कुट पालकों को अच्छा मुनाफा मिलता है। परन्तु यदि यह वैज्ञानिक तरीकों से रोगों की रोकथाम व अच्छे स्वास्थ्य प्रबन्धों के साथ किया जाय तो इससे बहुत मुनाफा प्राप्त किया जा सकता है। विज्ञान की प्रगति के साथ ही आज रोग की सटीक पहचान, रोग प्रतिरोध टीके व रोग जनकों का उचित निस्तारण व रोकथाम सम्भव है।

कुक्कुट रोग प्रबन्धन

कुक्कुट रोग प्रबन्धन कुक्कुट पालन उद्योग की उन्नति में बहुत महत्वपूर्ण है। रोगों के बदलते परिदृश्य से आज भारत का कुक्कुट पालन उद्योग भी अछूता नहीं है। आज रोगजनक विषाणु, जीवाणु आदि अधिक मजबूत हो गये है, जिस कारण उनका नियन्त्रण व रोकथाम मुश्किल हो गया है। ये रोग कारक कुक्कुट पालन उद्योग को भारी क्षति पहुँचा रहे है। कुक्कुट पालन उद्योग में रोग प्रबन्धन के लिए आज नया दृष्टिकोण अपनाया जा रहा है। जिसके फलस्वरूप हमारे कुक्कुट पालन उद्योग द्वारा अपेक्षित परिणाम प्राप्त किये जा रहे है। आज जैव–सुरक्षा, निवारण स्वास्थ्य क्षेत्र, रोग की पहचान, प्रतिरक्षा रोग निरोध आदि अपनाकर कुक्कुट उद्योग से अत्यधिक लाभ प्राप्त किया जा सकता है।

कुक्कुट रोग प्रबन्धन ग्रामीण किसानों कें लिए:- भारतीय कुक्कुट उद्योग ने पिछले तीन दशकों में बहुत प्रगति की है। भारतीय कुक्कुट उद्योग का भारतीय अर्थव्यवस्था मे बहुत महत्वपूर्ण स्थान हुआ है। पारम्परिक घरेलू मुर्गी पालन का स्थान आज छोटे–बडे फार्मो ने ले लिया है। यद्यापि मुर्गी पालन आज अच्छे परिणाम दे रहा है, फिर भी वैज्ञानिक तरीकों की जानकारी का आभाव और रोगो की रोकथाम के बिना यह अपेक्षित लाभ नहीं दे पा रहा है। कुक्कुट उद्योग ग्रामीण क्षेत्रों में बहुत ही कम है। क्योकि ग्रामीण पालकों के पास पर्याप्त जानकारी का आभाव रहता है। जिस कारण वे रोग की पहचान, निवारण स्वास्थ्य क्षेत्र, प्रतिरक्षा रोग निरोध, जैव–सुरक्षा व अच्छे स्वच्छता प्रबन्ध के तरीकों की जानकारी नही कर पाते है। विज्ञान एव तकनीकी के विकास के कारण आज इस उद्योग की हानियॉं कम की जा सकती है। इस सन्दर्भ मे ग्रामीण क्षेत्र के कृषकों कों उपयुक्त जानकारी व संसाधन उपलब्ध कराकर हम कृषकों को कुक्कुट पालन को एक उद्योग के रूप में स्थापित करा सकते हैं।

ग्रामीण क्षेत्र के कुक्कुट पालन उद्योग के अवरोध

कुक्कुट उद्योग के उत्पाद शहरी व कस्बाई क्षेत्रों में ज्यादा उपभोग होते हैं। ग्रामीण क्षेत्रों में कुक्कुट पालन उद्योग बडें. पैमाने पर नहीं किया जाता है इस कारण मुनाफा कम होता है। ग्रामीण क्षेत्र के मुर्गी पालक अधिकतर अनपढ़ या कम पढे–लिखे होते है। जिससे वे वैज्ञानिक तरीकों का इस्तेमाल न करके पारम्परिक

तरीकों से ही मुर्गी पालन करते है। ग्रामीण क्षेत्रों के मुर्गी पालकों के पास पर्याप्त धन नही होता है और न ही आर्थिक सहायता प्रदान करने वाली सरकारी योजनाओं की जानकारी जिससे वे बडे पैमाने पर मुर्गी पालन करने मे असमर्थ होते है। ग्रामीण क्षेत्रों में नये–नये कुक्कुट पालन उद्योग से सम्बन्धित संसाधन नहीं मिल पाते ग्रामीण क्षेत्र के लोगो की धारणा कि देशी मुर्गे और अण्डे ही अच्छे होते हैं, के कारण कुक्कुट उद्योग के उत्पादों का विक्रय आस पास नहीं हो पाता है। ग्रामीण क्षेत्रो के कुक्कुट पालकों के पास उत्पादों की बिक्री हेतु समुचित संसाधन तथा ट्रेडर्स से बातचीत करने मे असमर्थता भी एक बडा अवरोध है। जिस कारण ट्रेडर्स उनसे उत्पाद लेने में रूचि नहीं लेते। लोग हिमीभुत मुर्गी मांस को वरीयता नही देतें। ग्रामीण क्षेत्र मे मुर्गी उत्पादों का समुचित संग्रह भी नही हो पाता है।

स्वास्थ्य बीमा व्याप्ति

आज के दौर मे स्वास्थ्य बीमा व्याप्ति की अवधारणा बदल रही हैं। आज प्रतिजैविक (एन्टीबायोटिक) की जगह प्रोबायोटिकस का प्रयोग बढ़ रहा है। इसके साथ ही प्रतिरक्षा प्रतिवर्तक (इम्यून–माड्यूलेटर) व कार्य प्रोत्साहत क्षमता (पारमारयेन्स प्रमोटरस) का प्रयोग भी बढ़ने लगा है।

प्रोबायोटिक्स की कार्यप्रणाली

1. पाचनतन्त्र के सूक्ष्मजीव समूह जो पाचन क्रिया में सहायक होते है। उन सूक्ष्म जीवों की संख्या वृद्धि करने एवं संख्या बनाये रखता है।
2. ठन सूक्ष्म जीवों की संख्या में तेजी से वृद्धि होने के कारण हानिकारक सूक्ष्म जीवों को पाचन तन्त्र मे वृद्धि करने एवं स्थायीकरण करने से रोकता है।
3. पचनतन्त्रं की क्षमता को बढ़ाता है।
4. प्रोबायोटिक्स शरीर की प्रतिरक्षा प्रणाली को उद्दीपन करके कुक्कुट पक्षियों को हानिकारक रोगों के प्रति कम संवेदनशील बनाता है।
5. प्रोबायोटिक्स, प्रतिजैविक (एन्टीबायोटिक्स) के कारण कम हुयी लाभदायक बैक्टीरिया की पुनः वृद्धि करते है।
6. लैक्टिक अम्ल के उत्पादन से प्रोबायोटिक्स ऑत के pH को कम करते है।
7. प्रोबायोटिक्स विषाक्त पदार्थो के अवशोषण मे सहायक होते है।

प्राकृतिक रूप से प्राप्त जीव जैसे *स्बजवबइबपसससने Streptococcus foecium, Sacchakonyces cervisiae, Bacillus coagulam, Bacillus subtilis* प्रोबायोटिक्स के लिए खाद्य भोजक के रूप मे प्रयोग किये जाते है।

Saccharo myces cervisiae, नामक yeast mannon oligosaccharide

उत्सर्जित करता है जोकि रोगजनक बैक्टीरिया के लैक्टिस को बॉधता है। जिससे ये आंत के एपीथीलियम ऊतकों से उनका जुड़ाव और बसने से रोकता है। प्रोबायोटिक्स कुक्कुटो को रोगजनक बैक्टीरिया जैसे *Campylobacter, Salmonella, Staphylo coccus, E. Coli* से बचाता है। ये हानिकारक बैक्टीरिया मनुष्यों मे भी भोजनजन्य बिमारियों का प्रमुख कारण हैं इनके सक्रंमण से मनुष्य की जान भी जा सकती है।

प्रोबायोटिक्स के इस्तेमाल से किसानों की प्रतिजैविक पर निर्भरता कम हो जाती हैं जिससे इनके उत्पादों (अण्डा एंव मांस आदि) मे प्रतिजैविक के रासायनिक अवशेषों की मात्रा काफी कम होने से इन उत्पादों का अर्न्तराष्ट्रीय बाजार मे अच्छा स्थान मिल सकता है।

रोग की रोकथाम एंव नियंत्रण

शबिमारी की रोकथाम इलाज से बेहतरश क्योकि इलाज के साथ जानहानि का जोखिम जुड़ा है और इलाज का खर्चा भी उसके रोकथाम की तुलना में मंहगा है। जबकि बिमारी की रोकथाम के उपायों मे आने वाला खर्चा कम होता है। और संक्रामक बिमारियों से पक्षियों के बचाव की सम्भावना ज्यादा रहती है।

संक्रमण के परिवर्जन के निम्न कारक हैं

अ) समूह प्रबन्धन

पृथक्करण विधि अपनाकर मुर्गीयों को बिमारियों से बचाया जा सकता है। पृथक्करण निम्न आधार पर किया जाता है।

1. **संक्रमित मुर्गीयॉ व स्वस्थ मुर्गीयॉ:-** संक्रमित मुर्गियों को स्वस्थ मुर्गियो से अलग रखकर बिमारी को कुक्कुट समूह में गम्भीर रूप धारण करने से रोककर बडी आर्थिक क्षति से बचा जा सकता है।
2. **प्रजाति बार समूही करण:-** अलग–अलग प्रजातियों में रोग प्रतिरोधक क्षमता अलग होती है। अतः अलग–2 प्रजाति को अलग ग्रहो मे रखना चाहिए।
3. **आयु के आधार पर:-** कुक्कुट समूहों को आयु के आधार पर वर्गीकृत कर अलग–अलग गृहों में रखना चाहिए। एक दिनी नये चूजो को पुराने पक्षियों से अलग रखना चाहिए जिससे कि नये समूह मे संक्रमण वाहक पुराने पक्षियों द्वारा संक्रमण फैलने की सम्भावना को कम किया जा सकता है।
4. **लिंग के आधार पर:-** प्रजनन के लिए प्रयुक्त होने वाली कुक्कुट पक्षियों को उनके लिंग के अनुसार अलग–अलग समूहों मे रखना चाहिए।
5. **उपयोग आधारित:-** कुक्कुट समूहों को अण्डा उत्पादक व मांस उत्पादक

दो श्रेणियों में अलग रखना चाहिए। इससे संक्रमक से होने वाली आर्थिक क्षति को कुछ कम किया जा सकता है।

ब) **कुक्कुट गृहों के प्रबन्धन द्वारा**

1. **नयी:-** कुक्कुट गृहों मे नमी व आर्द्रता एक निश्चित मात्रा मे ही होनी चाहिए। अधिक नमी संक्रमणकारी सूक्ष्म जीवों के लिए अनुकूल होती हैं। जिससे संक्रमण तेजी से फैलता है।

2. **वायु संचरण व सूर्य का प्रकाश:-** कुक्कुट गृहों मे वायु संचरण की पर्याप्त व्यवस्था होनी चाहिए व सूर्य का प्रकाश भी समुचित मात्रा मे पहुचाना चाहिए। सूर्य के प्रकाश मे पराबैगनी किरणें होती है जिनमें जीवाणु विषाणु नाशक क्षमता होती है।

3. **स्वच्छता:-** कुक्कुट गृहो की स्वच्छता का पूरा ध्यान रखना चाहिए तथा समय समय पर किटाणु नाशकों का उपयोग कर गृहों को स्वच्छ किया जाना चाहिए।

4. **समुचित पानी निकास:-** कुक्कुट गृह प्रबन्धन मे इस बात का विशेष ध्यान रखना चाहिए कि गृह मे पानी के निकास की उचित व्यवस्था हो, पानी के रूकने से गृह मे हानिकारक जीवाणुओ की वृद्धि हो सकती है।

5. **परजीवी युक्त गृह:-** कुक्कुट गृह का समय–समय पर निरीक्षण करते रहना चाहिए और उचित संसाधनों का प्रयोग कर उसे परजीवी मुक्त बनाना चाहिए, कई बार ये परजीवी संक्रमण के वाहक बनकर कुक्कुटों को संक्रमित कर देते है।

6. **आवासों के बीच उचित दूरी:-** संक्रमणकारी बिमारियों को फैलने से रोकने के लिए अण्डा उत्पादक पक्षी आवास व मांस उत्पादक पक्षी आवास के बीच पर्याप्त दूरी होनी चाहिए जिससे बिमारियों को संचरित होने से रोका जा सके।

7. **समुचित स्थान उपलब्धता:-** विभिन्न कुक्कुट पक्षी समूहों के रखे जाने हेतु निर्मित आवासों के बीच मे भी कम से कम 40 फीट की दूरी होनी चाहिए जिससे कि विभिन्न आयु समूहों मे होने वाली संक्रामक बिमारियॉ एक दूसरे में न संचरित हो। कुक्कुट गृह से पक्षी को स्थानान्तरित करते समय ध्यान रखे कि उसमें पक्षी के पास चलने–फिरने के लिए पर्याप्त स्थान रहे। पक्षी के बीच अति संकुलता होने से विभिन्न संक्रामक बिमारियों के तेजी से फैलने तथा पर्याप्त मात्रा मे भोजन एंव जल उपलब्ध न होने से पक्षियों मे बीमार होने की सम्भावना बढ जाती है।

8. **नियंत्रित प्रवेश:-** कुक्कुट गृहो मे बाहरी व्यक्तियों का नियन्त्रित प्रवेश

होना चाहिए। यदि आवश्यक हो तो बाहरी व्यक्तियों को प्रवेश से पूर्व पगस्नान कुण्ड से होकर ही जाये। जिससे संक्रमण फैलने की सम्भावना कम की जा सके।

स) **बिछावन प्रबन्धनः-** कुक्कुट गृहों मे प्रयोग किये जाने वाले बिछावन का कुक्कुटों के स्वास्थ्य से सीधा सम्बन्ध है अतः कुक्कुट गृहों मे बिछावन प्रबन्धन मे निम्न बातों का विशेष ध्यान रखना चाहिए।

1. **संक्रमण मुक्तः-** बिछावन को प्रयोग मे लाने से पहले यह सुनिश्चित कर लें कि वह सभी प्रकार के सूक्ष्म जीवों व संक्रमण से मुक्त रहे।
2. **धूल गन्दगी मुक्तः-** ऐसा बिछावन प्रयोग करे जिसमे कम से कम मात्रा मे धूल हो ताकि धूल मे उपस्थित प्रत्यूर्जतोत्पादक पदार्थ से पक्षियों को किसी प्रकार का संक्रमण ना हो।
3. बिछावन में नमी की उचित मात्रा ही होनी चाहिए। अधिक तथा कम नमी दोनों की अवस्थाएं नुकसानदायक है। अधिक नमी होने से सूक्ष्म जीवों के पनपने व वृद्धि करने के लिए अनुकूल वातावरण मिलता है जबकि नमी कम होने से श्वांस सम्बंधी समस्या होने लगती है।
4. एक बार प्रयोग किये हुए बिछावन का प्रयोग नये समूह में ना करे। बिछावन के संक्रमित होने की सम्भावना रहती है।
5. संकमित पक्षियों के बिछावन को सही तरीके से नष्ट करना चाहिए इसके लिए सबसे अच्छा माध्यम है कि उन्हें आग में जला दें।
6. बिछावन को समय–समय पर उलटते– पलटते रहना चाहिए जिससे उसमें ढ़ेर न बनने पाये, जिससे संक्रमण के उत्पन्न होने की सम्भावना कम की जा सके।

द) **स्वास्थ्य प्रबन्धनः-** कुक्कुटों के स्वास्थ्य प्रबन्धन द्वारा संक्रमण होने की दशा में होने वाली आर्थिक क्षति को काफी कम किया जा सकता है। स्वास्थ्य प्रबन्धन से कुक्कुटों के बिमारियों से ग्रसित होने की सम्भावना कम हो जाती है तथा बीमार पक्षी जल्द स्वस्थ हो जाते हैं। स्वास्थ्य प्रबधन मे निम्न बातों का ध्यान रखना चाहिए।

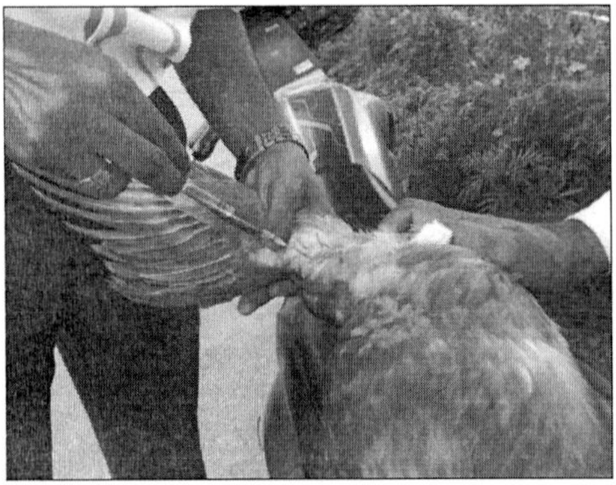

चित्र 2: स्वास्थ्य परिक्षण हेतु रक्त नमूना संग्रहण

1. **नियमित निरीक्षण:-** सर्वप्रथम इस बात का ध्यान रखें कि पक्षियों का नियमित रूप से स्वास्थ्य निरीक्षण हो ताकि स्वस्थ तथा बीमार पक्षियों की पहचान कर उन्हे अलग किया जा सके।

2. **उपचार:-** अस्वस्थ पाये गये पक्षियों को अलग कर उनके इलाज की समुचित व्यवस्था होनी चाहिए

3. **टीकाकरण:-** आज ज्यादातर प्रमुख बिमारियों का टीका उपलब्ध है जिससे पक्षियों को पहले से टीकाकृत कर उन्हें उन बिमारियों से मुक्त रखा जा सकता है ये टीके एक दिन के चूजों से लेकर युवा पक्षियों तक मे लगाये जा सकते है। इससे पक्षियों में रोग प्रतिरोधक क्षमता विकसित हो जाती है। टीकाकरण कराते समय इस बात का विशेष ध्यान रखे कि पक्षी उस समय बीमार न हो ना ही तनाव मे हो, यदि ऐसा हो तो ऐसे पक्षी का टीकाकरण ना करायें।

4. रोकथाम निम्न कारको को ध्यान में रखकर बिमारियों की रोकथाम की जा सकती है।

अ) **स्वास्थ्य पूरक:-** आज बाजार मे तरह–2 के स्वास्थ्य पूरक उपलब्ध हैं जिन्हे आहार के साथ देकर पक्षियों को स्वस्थ तथा बिमारी मुक्त रखा जा सकता है। स्वास्थ्य पूरक में मुख्यतः कैल्शियम, फास्फोरस, विटामिन, एंजाइम व प्रोबायोटिक्स है। इनके प्रयोग से पक्षी स्वस्थ रहता है, और स्वस्थ पक्षी बिमारियों के प्रति कम संवेदनशील होता है। क्योंकि उसके शरीर का प्रतिरक्षा तन्त्र सही ढग से काम करता है।

ब) **तनाव रोधक दवायें तथा प्रतिरक्षा परिवर्तक:-** तनाव रोधक दवायें तथा प्रतिरक्षा परिवर्तक के प्रयोग से पक्षियों में रोग प्रतिरोधक क्षमता को बढाया जा सकता हैं जिससे पक्षियों में संक्रमण का खतरा कम हो जाता है।

स) **धूम्रीकरण:-** धूम्रीकरण विधि का प्रयोग कुक्कुट पक्षियों के उपयोग में आने वाले उपकरणो तथा यन्त्रों पर किया जाता है। इस प्रणाली में कुक्कुट आवास यन्त्र व उपकरण आदि की संस्तुति सान्द्रता के धूम्र से पूर्णतः भर दिया जाता है। जिससे गैसीय कीटनाशक के विषाक्त प्रभाव से सूक्ष्म जीव नष्ट हो जाते है।

य) पोषण प्रबन्धन

- कुक्कुट पक्षियों को पर्याप्त मात्रा मे ताजा, स्वच्छ व संतुलित आहार तथा ताजा जल उपलब्ध होना चाहिए।
- कुक्कुट पक्षियों को दिया जाने वाला आहार पूर्णतः संन्तुलित होना चाहिए। विभिन्न कुक्कुट पक्षियों को उनकी उम्र, उपयोगिता, प्रजाति, लिंग और मौसम के अनुसार सन्तुलित आहार दिया जाना चाहिए।
- कुक्कुट आहार को ज्यादा दिन तक भण्डारित करके कुक्कुट पक्षियों को नही खिलाना चाहिए। कुक्कुट आहार का गोदाम नमी तथा संक्रमण रहित होना चाहिए।
- कुक्कुट आहार अफ्लाटाक्सिन रहित, कॉक्सीडियोसिस रहित तथा नमी रहित होना चाहिए।
- कुक्कुट पक्षियों को दिये जाने वाले आहार मे अकस्मात कोई परिवर्तन नही करना चाहिए। कुक्कुट पक्षियों का आहार क्रमिक रूप से बदले जिससे उनकी आंतो का आन्तरिक वातावरण और पाचन मे सहायक जीवाणु अपने को उस परिवर्तन के लिए ढाल सके। जिससे कुक्कुट पक्षियों को दिये जाने वाले आहार का सम्पूर्ण उपयोग हो सके।
- कुक्कुट पक्षियो की संख्या और उनकी उम्र के अनुपात में अन्न पात्र व जल पात्र उपलब्ध होने चाहिए।
- संक्रमित पक्षियों के उपयोग मे लाये गये अन्न तथा जल की बची हुयी मात्रा को स्वस्थ्य पक्षियों हेतु उपयोग मे न लाकर उसका उचित तरीके से निस्तारण करना चाहिए।

जैव सुरक्षा

जैव सुरक्षा का मुख्य सिद्धान्त यह है कि स्वस्थ्य पक्षियो को अलग रखकर उन्हे विभिन्न सूक्ष्मजीवों के संक्रमण (जीवाणु विषाणु कवक तथा परजीवी) से बचाया जा सकता है। यह इसलिए भी अति महत्वपूर्ण है क्योकि इससे बीमारी वृहद रूप नही ले पाती और कम संख्या मे पक्षि प्रभावित होते है। और आर्थिक व जैविक हानि भी कम होती है।

जैव सुरक्षा के निम्न बिन्दुओं को ध्यान में रखकर हम जैविक हानि से काफी हद तक बच सकते है।

1) बाहरी व्यक्तियों के आवागमन पर ध्यान देकर

कुक्कुट गृहों में वहॉ कार्म करने वाले लोगो के अतिरिक्त कुछ अन्य लोगों का भी आवागमन रहता है। ऐसे में बाहर से आने वाले प्रत्येक व्यक्ति के लिए यह जरूरी है कि उसके जूते संक्रमण मुक्त हो। इसके लिए या तो कुछ तुरन्त विसंक्रमित नये जूते पहनाकर या उनके जूतों पर पालीथीन बैग लगा कर अन्दर ले जाये। बाद में उन बैग्स को जला कर नष्ट कर दें। जिससे कोई भी बाहरी संक्रमण अन्दर प्रवेश नही कर पायेगा।

2) मृत पक्षियों का निस्तारण

संक्रमण से मृत कुक्कुट पक्षियों के निस्तारण हेतु incinerator का प्रयोग करना चाहिए अथवा एक बडें से गडडे में मृत पक्षी को दबा देना चाहिए। यह जैव सुरक्षा की प्रमुख कड़ी है। क्योकि यदि बीमार मृत पक्षी गृह मे रह गया तो अन्य स्वस्थ पक्षियों को भी संक्रमित कर सकता है। कुक्कुट गृहों में पालतू जानवरों और कृतक प्राणी आदि को नही ले जाना चाहिए। चूहे आसानी से कुक्कुट गृहों मे रखे कुक्कुट आहार तक पहुच जाते है तथा इन्हें खाकर व संक्रमित कर दोंनो ही प्रकार से नुकसान पहुचाते है। ये पालतू जानवर तथा चूहें आदि कई संक्रमणकारी कुक्कुट बिमारियों के लिए उत्तरदायी सूक्ष्म जीवों के लिए वाहक का कार्य करते है। यहॉ तक कि स्वस्थ पालतू कुत्ते तथा बिल्लियों में भी कई कुक्कुट बिमारियों के सूक्ष्म जीव वास करते है। बिल्लियों तथा कुत्तों के मुंख तथा बालों मे ये का संक्रमणकारी जीव रहते है।

विशिष्ट समस्या

ज्यादातर कुक्कुट पक्षियों की बीमारियों को साफ–सफाई तथा स्वच्छता के मानक अपनाकर खत्म किया जा सकता है। कुछ कुक्कुट पक्षियों के बीमारी चक्र को "All in-All out" विधि अपनाकर तोड़ा जा सकता है। इसमें एक साथ कुक्कुट समूह को खरीद कर कुक्कुट गृहों में स्वच्छता के सभी मापदण्ड अपनाकर रखा जाता है और एक साथ पूरे समूह को बेच दिया जाता है। तत्पश्चात नये समूह को रखने से पहले कुक्कुट गृह को भलीभांति साफ सुथरा व रोगाणु रहित करके ही रखा जाता है। यद्यपि साफ सफाई व स्वच्छता अपनाकर कई हानिकारक कुक्कुट बीमारियों से बचा जा सकता है परन्तु कुछ बीमारियां बहुत तेजी से फैलती हैं और भारी आर्थिक क्षति पहुचाती है। ऐसी बीमारियों पर केन्द्र व राज्य सरकार की कई संस्थाएं नजर रखती है व बीमारियो की जानकारी होने पर पूरे राज्य में चेतावनी जारी कर सूचना देती हैं। इसलिए यदि कुक्कुट गृहों के पक्षियों में नीचे दिये गये मुख्य कुक्कुट बीमारियों के चेतावनी सूचक लक्षण दिखाई देते हैं तो इसकी सूचना क्षेत्रीय पशुचिकित्सक या कुक्कुट पालन सलाहकार को देनी चाहिए।

- अत्यधिक मृत्युदर
- अचानक अण्डा उत्पादन कम होना।
- सिर, आंख के आस–पास, कल्गी व पिछले पैर के जोड़ में सूजन
- मुॅख व नथुनों के आस–पास रक्त का दिखना।
- कल्गी व गलधानी का नीला पड़ना।
- भूख में कमी आना।
- पतले दस्त
- असंतुलन
- चूजों के मल द्वारा पर मल का चिपका होना।

रोग संचरण के माध्यम

किसी बिमारी को फैलने से रोककर, उसके गम्भीररूप धारण करने से पहले अगर उस पर ससमय नियंत्रण कर लिया जाये तो उससे होने वाली गम्भीर आर्थिक क्षतियों को कम किया जा सकता है। अगर सही तौर तरीके अपनाये जाये तो हम बीमारी से होने वाले प्रत्यक्ष और अप्रत्यक्ष दोनो तरह की हानि से बच सकते हैं। प्रत्यक्ष हानि वह है जो कुक्कुट पक्षी के मरने से उसकी कीमत के रूप में कुक्कुट पालक को उठानी पड़ती ही साथ ही उस कुक्कुट पक्षी को उस उम्र तक पालने में उसके पोषण और रखरखाव के तौर पर अपनी जो पूंजी लगाता है वह भी प्रत्यक्ष आर्थिक क्षति है। जबकि अप्रत्यक्ष हानि वह है जो बीमारी के ठीक हो जाने के बाद भी उसके दुष्परिणामों के रूप में कुक्कुट पालक को उठानी पड़ती है जैसे पूरे पक्षी समूह की वृद्धि दर कम हो जाना, पक्षियों की उत्पादकता घटना या पक्षियों का अनउत्पादक हो जाना। बीमारी के फैलने के निम्नलिखित तरीके हैं–

अ) **अण्डों द्वारा संचार:-** इस माध्यम द्वारा रोग के संचार में विषाणु कुक्कुट भ्रूण के साथ संचरित होता है। इस प्रकार विषाणु के संचरण को रोकने के लिए प्रजनक स्तर पर ही विशिष्ट सावधानी बरती जानी चाहिए। भ्रूण के माध्यम से संचरित होने वाली प्रमुख बीमारियां हैं– कम अण्डा उत्पादन संलक्षण, संक्रामक स्वरयंत्रश्वासप्रणालशोथ आदि।

ब) **संक्रमित परिसर:-** कुछ बीमारियों के कारक विषाणु, कुक्कुट भवन और कुक्कुट फार्म परिसर में लगातार बने रहते हैं। इस विषाणुओं की सांद्रता कम या ज्यादा हो सकती है लेकिन जब भी इन्हे अनुकूल वातावरण मिलता है ये कुक्कुट पक्षियों को प्रभावित करते हैं जैसे– गम्बोरो रोग, मेरेक्स रोग आदि।

स) **सेनीगृह द्वारा संचरण:-** कुछ संक्रामक बीमारियों का फैलना सेनीगृह के माध्यम से होता है जैसे–एवियन इनसिफेलोमाइलाइटिस रोग आदि।

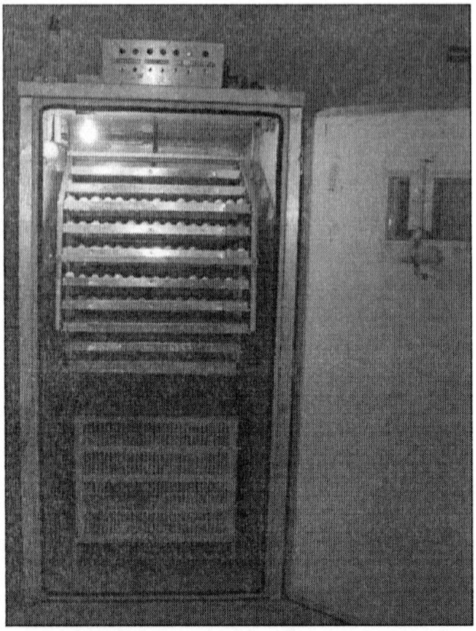

चित्र 3: ऊष्मायन यंत्र द्वारा संचरण

द) **वायु वाहित संचरण:-** श्वसनतंत्र को प्रभावित करने वाली बीमारियों के विषाणु श्वसनतंत्र नाल में उपस्थित रहते हैं और ये श्वांस के द्वारा बाहरी वातावरण में फैल जाते है। इन बीमारियों के विषाणु श्वसनतंत्र स्राव द्वारा भी विसरित होते हैं जैसे– कुक्कुट जुखाम, संक्रामक श्वसनीयशोथ, संक्रामक स्वरयंत्रश्वांसप्रणालशोथ, न्युकेसल रोग आदि।

य) **संवाहक द्वारा:-** कुछ बीमारियों के विषाणु उनसे ठीक हो चुकी प्रभावित पक्षियों में संरक्षित रहते हैं और ये पक्षियां जब दूसरी स्वस्थ पक्षियों के साथ मिलती हैं तो उनमें भी रोग का संचरण हो जाता है जैसे– संक्रामक श्वसनीयशोथ, संक्रामक स्वरयंत्रश्वांसप्रणालशोथ, न्युकेसल रोग आदि।

र) **अप्रत्यक्ष रोग प्रसारण:-** अप्रत्यक्ष रोग प्रसारक कोई भी वस्तु हो सकती है जो विषाणु को एक परिसर से दूसरे परिसर तक ले जाती है।

ल) **संक्रमित खाद्य व जल द्वारा:-** संक्रमित खाद्य व जल द्वारा भी विषाणुओं का संचरण होता है। कभी–कभी जब किसी रोगग्रस्त कुक्कुट समूह से अवशेष खाद्य व जल स्वस्थ पक्षी समूह को दे दिया जाता है तो यह रोग का कारक बनता है।

कुक्कुट टीकाकरण

कुक्कुट टीकाकरण, कुक्कुट बीमारियों से बचने का सबसे आसान, सफल व कारगर तरीका है। इसके द्वारा हम बीमारी को होने ही नहीं देते हैं क्योंकि कहा

गया है कि ''बचाव, उपचार से बेहतर होता है''। रोग होने के बाद इससे कुछ न कुछ क्षति अवश्य होती है, फिर चाहे हम रोग को उपचार द्वारा पूर्णतया ठीक ही क्यों न कर लें। कुक्कुट पक्षियों को टीकाकरण के द्वारा हम रोगों के प्रति प्रतिरक्षित बना देते हैं, जिससे उस बीमारी के रोगाणुओं के प्रति उसके शरीर में पहले से ही प्रतिरक्षातंत्र विकसित हो चुका होता है। आज बाजार में विभिन्न रोगों के टीके उपलब्ध हैं जिनको उचित समय पर लगाकर रोगों से बचाव सम्भव है।

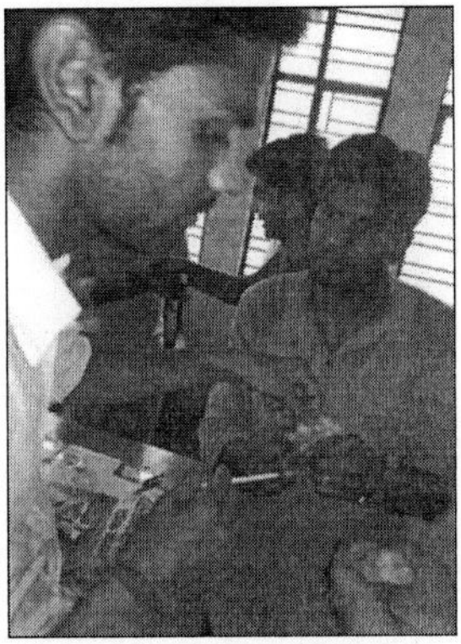

चित्र 4: हैचरी में मैरेक्स रोग का टीकाकरण

टीका

टीका, एक प्रकार से सुक्ष्म जीवों का ही परिवर्तित रूप है जिससे शरीर में प्रतिरक्षा तंत्र विकसित हो जाता है। सभी टीकों में रोग के लिए उत्तरदायी विषाणु का छोटा और वैज्ञानिक विधि से निष्क्रिय, मरे हुऐ या जीवित विषाणु रहते हैं, जो कि शरीर में पहुंचकर शरीर को प्रतिरोधी बना देता है। टीकों में विशिष्ट प्रकार के जैविक पदार्थ जिन्हे प्रतिजन कहते है रहते है। ये पदार्थ मरे हुए, निष्क्रिय या जीवित हो सकते हैं, जब ये पदार्थ शरीर में टीको के द्वारा प्रवेश करते है तो शरीर का प्रतिरक्षा तन्त्र इन्हे बाह्य तत्व समझकर इसके विरूद्ध रोगप्रतिकारक बनाता है।

प्रतिजनः- ये बाह्य पालीसेकराइड प्रोटीन पदार्थ है जोकि शरीर में प्रवेश करते है। ये विषाणु, जीवाणु आदि हो सकते है। इन्हे Ag से प्रकट करते हैं।

रोगप्रतिकारकः- ये जटिल प्रोटीन अणु है जो कि समान्यतः शरीर मे किसी प्रतिजन के प्रवेश के बाद बनते हैं इन्हें Ab से प्रकट करते है। ये शरीर मे लिम्फोआयड ऊतको जैसे फेब्रिकस बर्सा, थायमस ग्रन्थि में बनता है और रक्त के सीरम में उपस्थित रहता है। रोगप्रतिकारक कभी–कभी मातृ कुक्कुट से चूजों में भी योक के द्वारा वशांगत होती है जोकि चूजों को कुछ समय के लिए रोगों से सुरक्षित रखती है। इस प्रकार की रोगप्रतिकारक को MDA (Maternially Derived A ntibodies) कहते है।

प्रतिजन और रोगप्रतिकारक ताला और चाभी विधि से काम करते है। एक विशेष प्रकार के प्रतिजन को एक विशेष प्रकार का रोगप्रतिकारक ही खत्म करता है।

टीकाकरण का उद्देश्यः- टीकाकारण का मुख्य उद्देश्य शरीर के प्रतिरक्षा तन्त्र को प्रतिजन के विरूद्ध रोगप्रतिकारक बनाने के लिए प्रेरित करना हैं। जब शरीर मे रोगप्रतिकारक विकसित हो जाती है तो वह उस रोग के प्रति प्रतिरोधी बन जाता है।

रोग प्रतिरोधक क्षमताः- सूक्ष्म जीवों या कुछ विषाक्त पदार्थो के संक्रमण से शरीर के स्वतः बचाव की क्षमता ही रोग प्रतिरोधक क्षमता है। यह दो प्रकार की हो सकती है।

सक्रिय प्रतिरोधकताः- शरीर मे रोगप्रतिकारक के उत्पादन से प्राप्त रोग प्रतिरोधकता ही सक्रिय प्रतिरोधकता है यह 4–6 महीने तक रहा सकती है।

निष्क्रिय प्रतिरोधकताः- जब क रोगप्रतिकारका उत्पादन शरीर में नही होता और ये बाहर से (इन्जेक्शन द्वारा माता से, कोलस्ट्रम से, अण्डे के पीतक से) शरीर में पहुॅचते है या पहुचाये जाते है तो इस प्रकार की प्रतिरोधकता निष्क्रिय प्रतिरोधकता कहलाती है।

इसके अतिरिक्त टीकों को तीन प्रकार से भी वर्गीकृत कर सकते है

1) **विषाणु रोधी टीकेः-** ये पक्षियों को विषाणु जनित रोगों से बचाते है जैसे संक्रामक बर्सा रोग टीके व न्यूकैसल रोग के टीके
2) **जीवाणु रोधी टीकेः-** ये पशु पक्षियों को जीवाणुओं से होने वाले रोगो से बचाते हैं जैसे– कोराइजा टीके।
3) **परजीवी रोधी टीकेः-** ये पशु चिकित्सा के क्षेत्र में बहुत कम प्रयोग किये जाने वाले टीके है। ये पक्षियों को परजीवी से बचाते है। जैसे– कोक्कीविन (कॉक्सीडिया के प्रतिरोधी)

टीकाकरण की विधियॉ

टीकों को पक्षियों में अनेक मार्गो से दिया जाता है।

1) ऑख / नाक / मुख से
2) पीने के पानी द्वारा
3) छिड़काव करके
4) पंख जाल द्वारा
5) अन्तरापेशी

6) अधास्त्वचीय

7) चोंच द्वारा

8) पंखो के रोमछिद्रों द्वारा

1) ऑख / नाक / मुख द्वारा

इस विधि द्वारा रानीखेत रोग व संक्रामक बर्सा रोग के टीकों को पक्षियों में दिया जाता है। यह टीके प्रायः चूजों में लगाये जाते है। इसमे चूजों को पकड़कर एक ऑख ऊपर रखते हुए, टीके को एक जीवाणुहीन ड्रापर में लेकर चूजे की आंख / नाक या मुख में डालते है। टीका देने के पश्चात् पक्षी को उसी अवस्था मे थोडी देर रखते है ताकि टीका पूर्णतया अवशोषित हो जाय, हिलने डुलने से टीके की बूँदे बाहर गिर सकती है। इस विधि द्वारा सभी चूजों का टीकाकरण करते है इसमे टीके के जीवाणु पक्षी की हारडेरियन ग्रन्थि के सीधे सर्म्पक मे आ जाते है। जिससे चूजों मे अच्छी प्रतिरोधकता उत्पन्न हो जाती है।

2) पीने के पानी द्वारा

इस विधि द्वारा पक्षियों के समूह का टीकाकरण एक साथ किया जाता है। पक्षियों का टीकाकरण करने से पहले 2–3 घंटे तक पानी न दिया गया हो। यह टीकाकरण सुबह के समय खाने के बाद करना चाहिए। खाने के बाद प्यास लगने पर बर्तन साफ सुथरे पर किसी प्रकार के रासायन युक्त ना हो। पीने का पानी साफ बर्फ द्वारा ठण्डा किया गया हो परन्तु क्लोरीनेटेड न हो। पर्याप्त मात्रा में पीने का पानी बर्तन में होना चाहिए ताकि सभी पक्षी पानी के साथ समान रूप से टीकाकृत हो जायें, पानी मे, मलाई रहित दूध पाउडर 60 ग्राम/10लीटर मिलाकर देने से टीके मे उपस्थित विषाणु को स्थिर रखा जा सकता है और टीकों को और असरदर बनाया जा सकता है। इस विधि द्वारा बड़ी संख्या में पक्षियों को एक साथ टीकाकृत किया जा सकता है इसमें पक्षियों में तनाव की स्थिति नहीं आती व कम संख्या बल की आवश्यकता होती है।

3) छिड़काव विधि

यह विधि संक्रामक श्सनीशोथ बीमारी में प्रयोग की जाती है। इसमें पुर्नसंगठित अति ठण्डी शीतल टीके को मलाई रहित दूध पाउडर मिश्रित अति शीतल पानी मे मिलाकर (2–4 ग्राम मलाई रहित दूध पाउडर / 1 ली0 पानी में) एक छिड़काव यन्त्र (साधारण प्लास्टिक का पम्प) मे (200 ml मलाई रहित दूध पाउडर युक्त पानी प्रति 1000 टीके की मात्रा) भरकर 150–160 मिली माइक्रान आकार की बूँदो में चूजों से लगभग 40 सेंटीमीटर की दूरी से छिडकाव करते है। सभी पक्षियों को 15 मिनट तक उसी तरह रहने देते हैं ताकि टीके का अवशोषण पूरी तरह हो सके। छिडकाव करते समय पंखे बन्द तथा रोशनी कम रखनी चाहिए। बडे–बडे कुक्कुट

गृहों में छिडकाव करते समय एक व्यक्ति पक्षियों को पीछे से खदेडता है उसी तरफ से छिडकाव करने से अधिक अच्छे परिणाम प्राप्त होते है।

4) पंख जाल छिद्र विधि

इस विधि द्वारा कुक्कुट चेचक रोग के टीके लगाये जाते है। इसमें पक्षी के पंख जाल छिद्र में टीके के साथ दिये गये निर्जीवाणुक छिद्रक या सुई को पुर्नसंगठित टीके में डुबाकर लगाते है। प्रत्येक 1–2 बोतल टीके के लिए नई सुई का प्रयोग करना चाहिए अन्यथा सुई की नोक खराब होने के कारण अधिक बल की आवश्यकता होती हैं। सुई को लम्बवत् अवस्था मे पकडना चाहिए। प्रत्येक बार सुई को टीके मे डुबाना चाहिए। टीके को लगाने से पहले पंख हटा देना चाहिए या मुँह से हवा करके अवरोध हटाने चाहिए। टीका लगाने के बाद पक्षियों पर नजर रखनी चाहिए।

5) अन्तरापेशी विधि

इस विधि द्वारा संक्रामक कोराइजा और कुक्कुट हैजा के टीके दिये जाते है। इसमे टीके को निर्जीवाणुक सीरेंज व सुई से छाती की या जांघो की पेशियों में दिया जाता है। छाती की पेशियों में टीका देते समय सुई को ऊपरी अंस पेशी मे कील हड्डी से 1–15 इन्च क्षैतिज रखा जाता है और सुई को 45^0 के कोण पर रखते है ताकि टीका शरीर गुहिका मे न जाये। जांघ की पेशियों मे टीका लगाते समय इसे गैस्ट्रोसिनमस पेशी के क्षैतिज स्टीफल जोड. व शरीर के बीच मे लगाते है।

6) अधास्त्वचीय विधि

इस विधि द्वारा मैरेक्स रोग के टीके दिये जाते है। इस विधि मे टीके को निर्जीवाणुक सीरेंज व सुई से गर्दन की त्वचा को उठाकर ठीक सिर के पीछे त्वचा के नीचे दिया जाता है। टीका लगाते समय ध्यान रखें की सुई गर्दन की पेशी मे ना जाये।

7) चोंच विधि द्वारा

इस विधि द्वारा टीके को पक्षी की चोंच द्वारा सीधे दिया जाता है जैसे संक्रामक श्वसनीशोथ।

8) पंखो के रोम छिद्र विधि

इस विधि द्वारा पिंजन पाक्स टीके को दिया जाता है। इसे टीके को 50% ग्लिसराल लवणयुक्त घोल मे पुर्नसंगठित का दिया जाता है। इसमें जाघों के पंखों के रोग छिद्रों को खोलकर कांच की छड़ द्वारा टीके को रोम छिद्रों पर रगडते है। पॉच दिन बाद पक्षी को जॉचते है।

टीकाकरण करते समय ध्यान देने योग्य व सावधानी रखने योग्य मुख्य बिन्दु

1. टीकाकरण करते समय ध्यान दे कि पक्षी समूह पूरी तरह स्वस्थ हो।
2. टीकाकरण में प्रयुक्त सभी उपकरण निर्जीवाणुकृत किये गये हो इसके लिए उबालना या ऊष्मक का प्रयोग किया जाना चाहिए।
3. टीकाकरण की प्रक्रिया पक्षी समूह में अत्यधिक तनाव उत्पन्न करती है अतः तनाव कम करने के उपायों जैसे कम ध्वनि कम प्रकाश तथा अच्छा खाद्य को अपनाकर तनाव को कम करना चाहिए।
4. टीकों को सही ढ़ंग से सुरक्षित रखना चाहिए तथा टीके पर दिये गये सभी निर्देशों का ध्यानपूर्वक पालन करना चाहिए।
5. टीका कम मात्रा में तैयार करना चाहिए ताकि वह 1 से 2 घंटों में पूरा प्रयोग हो सके।
6. एक बार तैयार टीके को जल्द से जल्द दे देना चाहिए।
7. टीका देने के एक दो दिन पूर्व ही विटामिन सुदृणीकरण व तनावरोधी दवाइयां खाने व पानी के साथ देनी शुरू कर देनी चाहिए।
8. टीकाकारण करते समय ध्यान रखना चाहिए कि प्रक्रिया में पक्षियों को कम से कम घबराहट व तनाव हो।
9. दिये गये टीके की सम्पूर्ण जानकारी सुरक्षित रखनी चाहिए।
10. टीकाकरण के पश्चात खाली एम्पुल, सुई, सीरेज आदि सावधानी पूर्वक नष्ट कर देना चाहिए।

टीकाकरण तालिका

यावसायिक मांस उत्पादक कुक्कुट पक्षी

क्रम सं0	उम्र	बीमारी का नाम	टीके का नाम	खुराक	मार्ग
1	0 दिन	मैरेक्स रोग	मैरेक्स का टीका	0.2 मिली हैचरी में	अद्योहस्तचीय
2.	7 दिन	रानीखेत रोग	लासोटा टीका	1 बूंद	नाक/आंख द्वारा
3.	15 दिन	संक्रामक बर्सा रोग	संक्रामक बर्सा रोग टीका	1 बूंद	नाक/आंख द्वारा
4.	28 दिन	रानीखेत रोग	लासोटा बूस्टर टीका	1 बूंद	नाक/आंख द्वारा

व्यवसायिक अण्डा उत्पादक कुक्कुट पक्षी

क्रम सं0	उम्र	बीमारी का नाम	टीके का नाम	खुराक	मार्ग
1	0 दिन	मैरेक्स रोग	मैरेक्स रोग का टीका	0.2 मिली हैचरी मे	अद्योहस्तचीय गर्दन के पास

2.	5–7 दिन	रानीखेत रोग	रानीखेत (F_1 या लासोटा)	1–2 बूंद	आंख में या नाक में
3.	14–15 दिन	संक्रामक बर्सा रोग	गम्बोरो टीका	1–2 बूंद	नाक / आंख में
4.	21–22 दिन	रानीखेत रोग	लासाोटा बूस्टर टीका	1–2 बूंद	नाक / आंख में
5.	35 दिन	संक्रामक बर्सा रोग	गम्बोरो टीका	1–2 बूंद	नाक / आंख में
6.	42 दिन	कुक्कुट चेचक	कुक्कुट चेचक टीका	2 छिद्रक 0.2 मिली अद्योहस्तचीय	पंख जाल छिद्र विधि या पंख फोलिकिल विधि द्वारा
7.	56 दिन	रानीखेत रोग	रानीखेत रोग (R_2B)	0.5 मिली	अधोस्त्वचीय पंख में
8.	112 दिन	रानीखेत रोग	रानीखेत रोग (R_2B)	0.5 मिली	पंख में अधोस्तचीय

ग्रामीण क्षेत्रों में पाली जाने वाले कुक्कुट पक्षी

क्रम सं0	उम्र	टीके का नाम	स्ट्रेन	खुराक	मार्ग
1	एक दिन	मैरेक्स रोग	HVT	0.2 मिली. हैचरी मे	अद्योहस्तचीय गर्दन के पास
2.	5–7 दिन	लासोटा (F_1)	लासोटा (F_1)	1 बूंद	आंख द्वारा
3.	14 दिन	संक्रामक बर्सा रोग	जार्जिया	1 बूंद	मुख द्वारा
4.	21 दिन	कुक्कुट चेचक	कुक्कुट चेचक	0.2 मिली	अन्तः पेशी या अधोस्त्वचीय
5.	28 दिन	रानीखेत रोग बूस्टर	लासोटा	1 बूंद	आंख द्वारा
6.	35 दिन	संक्रामक बर्सा रोग	जार्जिया	1बूंद	आंख द्वारा
7.	9 हफ्ते	रानीखेत रोग'	ह$_2$ठ	0.5 मिली	अधोस्त्वचीय
8.	12 हफ्ते	कुक्कुट चेचक'	कुक्कुट चेचक	0.2 मिली	अधोस्त्वचीय

'इन टीकों को हर छः माह पर पुनः लगवायें।

गाय के विषाणु जनित रोग

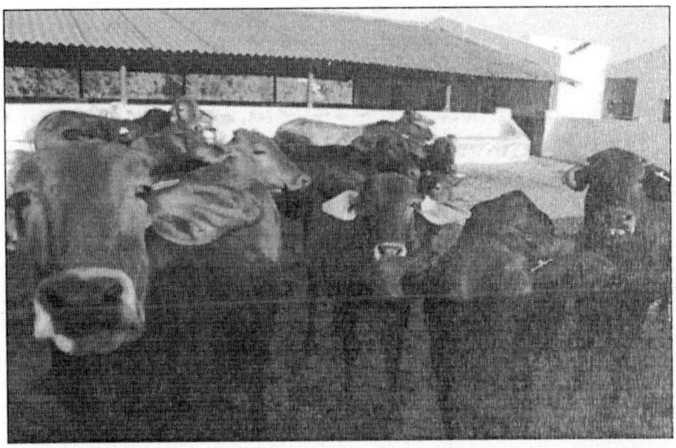

अध्याय - 22

गाय की चेचक (Cox Pox Virus)

चेचक रोग अत्यन्त प्राचीन है। इसका वर्णन आयुर्वेद के ग्रन्थों में मिलता है। 1,200 वर्ष ईसा पूर्व मिस्र में एक ममी (mammy) पाई गई थी जिसकी त्वचा पर चेचक के समान विस्फोट उपस्थित थे। और 16वीं शताब्दी में स्पेन निवासियों द्वारा अमेरिका में पहुंचाया गया। सन् 1718 में यूरोप में लेडी वोर्टले मोटान्गु ने पहली बार इसकी सुई (inocuation) प्रचलित की और सन् 1796 में जेनर ने इसके टिके का आविष्कार किया, गाय की चेचक विषाणु जनित रोग है, इसका प्रसार पशुओं एवं मनुष्यों दोनों में होता है इसके लिए दो विषाणु उत्तरदायी माने जाते है, वायरोला मेजर और वायरोला माइनर। इस रोग के विषाणु मनुष्यों में त्वचा की लहु रक्त वाहिका मुंह गले में असर दिखाते है। तथा पशुओं में मुंह एवं थनों पर असर दिखाते हैं। जो मेजर विषाणु ज्यादा मारक होता है, इसकी मृत्यु दर 30–35 प्रतिशत रहती है। इसके चलते ही चेहरे पर दाग अन्धापन जैसी समस्या पैदा होती रहती है, माइनर विषाणु से मौत बहुत कम होती है।

यह रोग अत्याधिक संक्रमण है जब तब रोग की महामारी फैला करती है। कोई भी पशु पक्षी एवं मनुष्य चाहे वह किसी भी आयु का हो इस महामारी से ग्रसित हो ही जाता है। टिके के आविष्कार से पूर्व इस रोग से बहुत अधिक मृत्यु होती थी । यह रोग मानव एवं पशु जाति को ग्रसित कर रहा है। 18वीं सदी में हर साल यूरोप में ही इस रोग से लगभग 4 लाख लोग मरा करते थे । कुल संक्रमण में से 20–60 प्रतिशत वयस्क तथा बच्चों में 80 प्रतिशत की मृत्यु दर होती थी।

1967 में भी विश्व भर में 20 लाख मौते होती है,। 19वीं सदी तथा 20वीं सदी में चले टिकाकरण अभियानों के चलते दिसम्बर 1979 में इस रोग का पूर्ण उन्मूलन हुआ आज तक के इतिहास में केवल यही ऐसा संक्रमण रोग है जिसका पूर्ण उन्मूलन हुआ है।

डपनाम (Synonyms-variola vaccine)

यह एक वाइरस द्वारा फैलने वाला संक्रमण (contagious) रोग है, जिसमें अडर व थनों पर चेचक के दाने (pox lesions) निकल आते हैं यह रोग प्रायः दूध देने वाल गायों–भैंसो में अधिक पाया जाता है तथा कई वर्षों तक चेचक दुबारा नहीं होती है यही कारण है कि अन्य रोगों की तरह बड़े पैमाने पर चेचक का

प्रकोप नहीं होता है तथा पशुओं में यह होता है, हालांकि इस रोग में पशु मरते तो नहीं है लेकिन काफी कमजोर पड़ जाते हैं, जिससे पशुपालक को काफी नुकसान होता है, थनों पर चेचक के दाने होने से दूध में कमी व मेस्टाइटिस के कारण आर्थिक नुकसान होता है।

कारण (Etiology)

Large virus-vaccina subgroup (orthopos virus)

Cow pox virus-मनुष्य में चेचक

Small pox virus-घोड़ों में चेचक

यदि गाय, भैंस को चेचक है तो दूध दुहने वाले पशुपालक या ग्वाले को भी चेचक हो सकती है। इसी तरह पशुपालक को चेचक है तो दूध निकालने वाले ग्वाले से गाय एवं भैंस में भी चेचक फैल सकती है।

गायों में रोग (cow pox) उत्पन्न करने वाला विषाणु देखा गया है यह विषाणु मनुष्यों को संक्रमित बहुत कम करती है, तथा न ही वह एक व्यक्ति से दुसरों में पहुंचता है। मनुष्यों में चेचक की रोकथाम हेतु जिस वैक्सीन का प्रयोग किया जाता है, वह गायों व भैंसों की चेचक के विषाणु से ही बनाई जाती है।

रोग प्रसार (Transmission)

रोगी पशु के सीधे सम्पर्क में आने से स्वथ्य पशु कोए चेचक रोगी पशु के सीधे सम्पर्क दुहने वाले पशुपालक के हाथों के सम्पर्क से गाय व भैंस में फैलती है। थनों पर खरोंच व घाव होने से इन्फेक्शन की संभावनाऐं अधिक हो जाती है। जिन पशुपालकों को चेचक के टीके लगे होते है, उनसे भी गायों व भैंसों में चेचक फैलती है।

प्रायः यह देखा गया है (cow pox) विषाणु जो चेचक रोग फैलाने का कारण है, चेचक केवल मादा पशुओं में ही अधिक होता है, क्योंकि गाय भैंसों का ही दूध दुहने के लिए पशुपालक या ग्वाला कई पशुओं के सम्पर्क में आते है, यानी रोग फैलाने की शुरूआत मनुष्य करता है, गर्मी में तो विषाणु निष्क्रिय से हो जाते है इसलिए गर्मी की अपेक्षा सर्दी में रोग अधिक पाया जाता है।

रोग जनन (Pathogenesis)

Macule (erythema) छोटे–छोटे लाल रंग के धब्बे

↓

Papule पिटिकाएं

↓

Vesicle-Pustule (पूयस्फोटिका)

↓

Scap (मोटी पपड़ी)

Incubation Period- 3-6 days

तीन से छः दिन के बाद थनों पर pox lesion बनते है। सबसे पहले अडर हल्का गर्म होता है। और पशु के शरीर का तापमान भी बड़ जाता है। बाद में इसकी त्वचा पर हल्के लाल दाने उभर आते है जो बाद में फफोलों के रूप में बदल जाते हैं। अडर पर गोल व थनों पर अण्डाकार फफोले नजर आते है, अडर पर गोल व थनों पर अण्डाकार फफोले नजर आते है, कुछ समय पश्चात जब पशु के थनों से दूध निकाले जाते है तो वह फफोले फूट जाते है। इन स्थानों पर लाल, मोटी पपड़ी (scab) बन जाती है। यह पपड़ी पशुपालकों के हाथों द्वारा दूध निकालते समय हट जाती है, तथा त्वचा सामान्य हो जाती है।

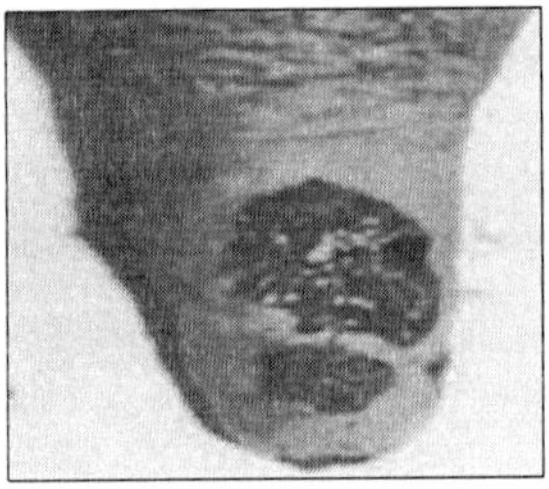

चित्र 5: स्तनाग्र पर अण्डाकार फफोले

लक्षण (Symptoms)

- Cow pox viruss का इनक्यूविशन पीरियड तीन से छः दिनों का होता है।
- Macules, Papules, Pustules, Vesicles रोग के शुरूआती अवस्था में दिखाई देते है।
- इस बिमारी में पशु के शरीर का तापमान बड़ा रहता है जिसकी वजह से पशु चारा कम खाता है, और पशु के भूख में भी कमी हो जाती है तथा पशु जुगाली करना कम कर देता है और अन्त मे काफी कमजोर हो जाता है।
- Udder and Teat- इन पर हल्के गर्म चेचक के फफोले उभर आते है यह फफोले केवल मुलायम स्किन में ही उभरते है ना कि कठोर स्किन पर जो बाद में फट जाते है। पन्द्रह से बीस दिनों में फफोले ठीक हो जाते है। तथा अडर व थन सामान्य हो जाते है।
- कुछ गंभीर मामलों में चेचक के फफोले पैर के अन्दर की ओर जंघा, वल्वा तथा बछड़ों में दूध पीने से मुह में भी फफोले बनते है।

- बैलों में स्कोटम पर दानेदार फफोले बन जाते है जो त्वचा पर धूल जम जाने के कारण साफ दिखाई नहीं देते है।

रोग निदान (Diagnosis)

1. Symptoms के आधार पर

- कम, छोटे व दर्दयुक्त पॉक्स फफोले (vesicles) देखने को मिलते है।
- दो से तीन सप्ताह में फफोलों के घाव भर जाते है।

2. Differential Diagnosis

- FMD-फुट एण्ड माउथ के बिमारी में मुंह पैरों व गादी व थनों पर छाले (Lesion) देखने को मिलते है।
- Pseudo cow pox-में सिर्फ (Pustule) बनते है।
- Pseudo cow pox-में देखा गया बड़ी संख्या में शरीर पर फफोले मिलते है।

3. Treatment (उपचार)

- अन्य वाइरल रोगों की तरह (cow pox) गाय की चेचक का भी विशेष इलाज नहीं है, इसलिए (Symptomatic Treatment) लक्षव के अधार पर इसका इलाज किया जाता है। cow pox कुछ समय बाद स्वतः ही ठीक हो जाता है।
- त्वचा को मुलायम करने के लिए (Emollient) मल्हम लगायें, जिसमें एंटीबायोटिक भी मिले हुए हो।
- सकेण्ड्री इन्फेक्शन को रोकने के लिए Long acting Penicillin Intra Muscular I/M दिया जाता है।

4. Control (उपचार)

- Cow pox (गाय की चेचक) के रोकथाम हेतु ग्वालों व पशुपालकों के हाथों की तथा इसके काम आने वाली चीजों की पूरी तरह सफाई बहुत जरूरी है।
- दूध दुहने से पहले व बाद में लाल दवा के हल्के घोल में ग्वाला एवं पशुपालक अपने हाथों को तथा पशु के गादी व थनों को अच्छी तरह से धोएं।
- पशुपालक व ग्वालें को सबसे पहले healthy animals दुहे फिर Diseased animals (रोगी पशु) का दूध निकालें।

- इस बीमारी को पशु में ना हो इसके लिए बाजार में इसके टीके उपलब्ध ळे, (cow pox vaccine) इसको डाक्टर के सलाहनुसार लगवा देना चाहिए।

अध्याय - 23

रिंडरपेस्ट (पोकनीरोग)

पशु प्लेग या पोकनी रोग (रिंडरपेस्ट) जुगाली करने वाले पशुओं का एक भयंकर विषाणु संक्रामक रोग है पशु को तेज बुखार, मुँह में छाले, सूजन तथा तेज दस्त होती है। यह भयंकर छूत का रोग है। जिसमें मृत्युदर काफी अधिक होती है। गाय, भैसों में यह रोग अधिक होता है। भैसों की अपेक्षा यह रोग गायों में अधिक होता है। पशु प्लेग मुख्य रूप से प्रत्यक्ष संपर्क और प्रदूषित पानी पीने से फैलता है। हालांकि यह हवा से भी प्रसारित होता है। वेष्विक उन्मूलन अभियान के बाद, 2001 में पशु प्लेग की अंतिम पुष्टि की गई थी।

14 अक्टूबर 2010 को संयुक्त राष्ट्र खाद्य और कृषि संगठन ने घोषण की कि बीमारी का उनमूलन करने के लिए दशकों से दुनिया भर में अभियान चलाया गया था। 25 जून 2011 में पशु प्लेग के वैष्विक उन्मूलन की औपचारिक घोषणा की गई थी। अमेरिका, आस्ट्रेलिया, इटली, बेल्जियम जैसे देशों में इस रोग का पूरी तरह खात्मा हो चुका है। सन् 1860 में भारत में पशु प्लेग के प्रकोप से लगभग 10 लाख पशुओं की मौते हुई थी। आजादी के बाद भारत में पाकनी रोग (रिंडरपेस्ट) उन्मूलन योजना के तहत पूरे देश में बडे पैमाने पर टीकाकरण हुआए जिसकी वजह से इस पर काफी नियंत्रण हुआ है लेकिन भारत में अभी तक पूरी तरह से खत्म नही हुई। पिछले वर्षो में इस रोग के कुछ मामले मिले हैं। माना जाता है कि रिंडरपेस्ट एशिया मे पैदा हुआ था बाद में मवेशियों के परिवहन के माध्यम से देश भर में फैला था। शब्द रिंडरपेस्ट एक जर्मन षब्द है, जिसका अर्थ '' पशु प्लेग'' है। रिंडरपेस्ट वायरस खसरे और कैनिडिस्टेम्पर वायरस से काफी निकअता से जुडा था।

रिंडरपेस्ट विषाणु, वंष मोरबिलीवायरस का सदस्य है। रिंडरपेस्ट विषाणु खसरा और कैनिन डिस्टेम्पर विषाणु से निकटता से संबंध रखता है।

रोगः (Disease)

यह रोग मुख्य रूप से सीघे संपर्क और दूषित पानी पीने से फैला था, हांलाकि यह हवा से भी प्रसारित किया जा सकता है। प्रारंभिक लक्षणों में बुखार, भूख की हानि नाक और ऑखों के निर्वहन शमिल है। इसके बाद अनियमित क्षण मुँह में दिखाई देते है। नाक की परत और जननांग पथ। कब्ज से पहले तीब्र दस्त एक

आम विषेषता है। इन नैदानिक लक्षणें की शुरूआत के बाद अधिकांश जानवर मर जाते है।

विशेषताएॅ

विषाणु कण की संरचना गोलाकार या अंडाकार होती है। इसका व्यास 90–250nm होता है। कुछ तंतुवत तथा लंबे प्रकार के विषाणु 500–100nm तक भी होते है। ज्यादातर विषाणुओं के कण बाहरी रूप से प्रक्षेप झिल्ली से बाहय होते है। इस प्रक्षेप झिल्ली में बडे उभार होते है। तैयार किये गये कोषिका संवर्धन की संक्रमकता का आधा जीवन 1–3 घंटे का होता है, जो कि 37 डिग्री सेल्सियस पर होता है और 56 डिग्री संल्सियस पर इसका आधा जीवन कुछ ही मिनटों का होता है। रिंडरपेस्ट विषाणु 7.2 और 7.9 pH पर स्थाई होता है। परन्तु यह pH 4 से pH 10.2 में भी जिंदा रह सकता है। तैयार किये गये विषाणुओं को लैओफिलाइजेशन द्वारा या 2 प्रतिशत डाइमेथाइल सल्फोक्साइड डालकर संरक्षित किया जाता है और इसे 4 डिग्री सेल्सियस पर संग्रहीत किया जाता है। वायरस ईथर क्लोरोफार्म और ट्रिप्सिन के प्रति संवेदनशील होते है।

संक्रमण के दौरान विषाणु की सतह जो की प्रोटीन की बनी होती है। यह प्रोटीन सतह संवेदी कोषिकाओं पर ग्राहक को बांधता है और विषाणु तब मेजबान कोषिका के साथ जुड़ जाता है और अपनी आनुवंषिकीय सामाग्री तथा खुद के (लिमरेज) को खाली करता है। इसके तुरेत बाद पोलिमरेज एक एकल प्रमोटर से जीनो के समूह प्रतिलेख्ति करना शुरू कर देता है। हर संरचनात्मक प्रोटीन के लिए एक RNA तथा एक m-RNA बनाता है। एक मेजबान नाभि प्रोटीन यानि La प्रोटीन, मुख्य RNA से संपर्क करता है और यह प्रोटीन दिषाणुक RNA की प्रतिकृति को प्रेरित करने में शमिल रहता है। यह आमतौर पर नाभिक के भीतर रहता है लेकिन संक्रमित कोषिकाओं में इसकी भागीदारीह कोषिका द्रव्य में पाई गई है।

मेजबान रिबोसोम तो वायरल m-RNA का अनुवाद करते है और नए बने इकट्ठे बिरीऑनस अधिक कोषिकाओं को संक्रमित करने के लिए वहॉ से गिर जाते है। विषाणु में वाहक चरण नही होते है। विषाणु बहुत तेजी से आगे बढ़ता है। यह विषाणु सीधे संपर्क, दूषित पानी और हवा के माध्यम से वायु विलय पात्र द्वारा शरीरिक द्रब्यों में कम दूरी के माध्यम से प्रषित करता है। यह ऊर्ध्वाधर संचरण में सक्षम नही है। विषाणु गर्मी और सूर्य लसीका तंत्र, श्वसन तंत्र उपकला कोषिकाओं और जठरांत्र संबंधी मार्ग को लंक्षित करता है। (पेस्टी–डीज–पेटीट्स) और पोकनी रोग विषाणु की बीज सिरोलोजिकल रिश्ते है करीब है परन्तु इनके विषाणु समान नही है। पीपीआर (PPR) के विषाणु गायों को रिंडरपेस्ट बीमारी से बचाते हैं तथा रिंडरपेस्ट विषाणु भेड और बकरियों की पीपीआर के संक्रमण से बचाते है। संक्रामक रिंडरपेस्ट विषाणु कण के अलावा घुलनशील प्रतिजन पाये जाते है।

विषाणु को भेड, बकरी, खरगोष, और चूहों में विकसित करने के लिए अनुकूलित किया गया है। विषाणु को (Chorioallantoin membrane) CAM द्वारा मुर्गी के भ्रूण में अंतर्षिरीय विधि और अण्डपीतकोष में टीकाकरण मार्ग द्वारा विकसित किया गया है।

रोग जनन

रिंडेरपेस्ट विषाणु सांस लेने के दौरान संक्रमित बूदों से शरीर के अंदर पहॅुच जाता है। यह विषाणु ऊपरी ष्वसन तंत्र के उपकला के माध्यम से प्रवेश करते हैं और ट्रान्सिल तथा क्षेत्रीय लसिका गांठ में पहॅुचकर वहॉ अपनी संख्या वृद्वि करते है। इसके बाद विषाणु रक्त द्वारा एक नाकिक कोषिकाओं में प्रवेश करता है। जहॉ से विषाणु दूसरे लसिका अंगो, फेफडों और श्लेस्लम झिल्ली के उपकला कोषिकाओं में फैलते है। विषाणु का अत्यधिक मात्रा में लसिका तुतुओं तथा आहार नली के लेस्मत झिल्ली की तरफ आर्कषण होता है। ऊतकों में लिम्फोसाइट्स का सुस्पष्ट रूप से विनाष होता है। जिसकी वजह से शरीर में श्वेत रक्त कोषिकाओं की कमी हो जाती है जिसे हम ल्यूकोपिनिया कहते है। विषाणु श्वेत रक्त कोषिका के ल्यूकोसाइट्स से घनिष्ठ रूप से जुडे हुए रहते है कुछ ही विषाणु उष्ण अणुईओण प्लाविका में मुक्त रहते हैं विषाणु आहार नली तथा उपकला कोषिकाओं को संक्रमित कर उनमे अपनी प्रतिकृति बनाता है। जिसकी वजह से केंद्रिय अतिक्षय होता है, और मुॅह में जलन और सूजन हो जाता है और ऑतों में भी जलन और सूजन हो जातमी है। हालांकि विषाणु के संक्रमण की तुरेत बाद शरीर एक मजबूत रोग प्रतिकारक प्रतिक्रिया बनाती है, जिसकी वजह से शरीर में विषाणु को तेजी से उन्मूलन होता है। जिसकी वजह से हमें इस रोग से ग्रसित पशुओं में नैदानिक लक्षण और घाव दिखाई देते है। आमतौर पर मवेशियों की मृत्यु गंभीर निर्जलीकरण से होती है, लेकिन कम तीव्र मामलों में पशुओं की मृत्यु अव्यक्त सक्रिय परजीवी या जीवाणुओं के संक्रमण से भी हो सकती है। यह परजीवी या जीवाणु संक्रमित पशु के शरीर में और आक्रामक हो जाते हैं क्योकि पशु लसिका अंग विषाणु द्वारा ध्वंस कर दिए जाते हैं, जिसकी वजह से उनकी प्रतिरोधक क्षमता कम हो जाती है।

लक्षण

लक्षणों की गंभीरता इस बात पर निर्भर करती है कि रिंडरपेस्ट विषाणु का कौन सा प्रकार रोग में शमिल है क्योंकि कुछ विषाणु स्ट्रेन जल्दी व गंभीर लक्षण प्रकट करते हैं, जबकि कुछ विषाणु कम लक्षण प्रकट करते है।

पहली अवस्था (हल्के लक्षण)

- तेज बुखार (105–107 फा0) जो कई दिनों तक रहता है।
- पशु सुस्त, चारा पानी लेना बिल्कुल बन्द, जुगाली बंद, दूध में कमी।

- नथूने सूखना, चमडी सूखना तथा अधिक सलवटे पडना।
- ऑखे लाल हो जाती है शुरू में अधिक मात्रा में साफ ऑसू निकलते है लेकिन बाद में मवाद जैसे खूब गीड़ निकलते है।
- मुॅह के अन्दर की क्युकस मैब्रेन में सूजन व लाल रंग की हो जाती है। नाक, ऑख, मुॅह में (डिस्चार्ज) निकलना।
- गोबर सख्त करता है जिसमें म्युकस व खून के थक्के मिले होते है।
- यह अवस्था दो–तीन तक चलती है फिर गंभीर अवस्था शुरू होती है।

दूसरी अवस्था (गंभीर लक्षण)

- इस अवस्था में रिंडरपेस्ट के प्रमुख लक्षण प्रकट होते है।
- मुॅह में अधिक घाव खून मिली हुई लार गिरना।
- षुरू में नाक से साफ निकलने वाला श्राव भी मवादयुक्त हो जाता है।
- मुॅह के घाव गंभीर होते है जो अंदर होठों व मसूढ़ो पर फैले होते है ऐसे ही घाव नाक के अंदर तथा (वेजाइनल म्युकोसा) पर भी हो सकते है।
- आखिर में पशु को पतले तेज खूनी दस्त होते है जिसमें म्युकस व खून मिला होता है।
- तेज दस्त से पेट दर्द होता है तथा षरीर में पानी की कमी हो जाती है।
- तीन से पांच दिन बाद एकाएक तापमान कम हो जाता है। सांस लेने में तकलीफ, पानी की कमी व पेट दर्द के कारण 4–7 दिन में पशु की मौत हो जाती है। कभी–कभी पशु की अचानक ही मौत हो जाती है। कभी दो–तीन सप्ताह तक जीवित भी रह जाते है।

तापमान	दिन	लक्षण
103^0 फा0	दूसरा	सुस्त, सूखे नथूने, ऑखों से ऑसू
105^0 फा0	तीसरा	खाना बंद, पेनल्युकोपेनिया, नाक से पानी, जुगाली बंद
106^0 फा0	चौथा	मुॅह में छाले, लार गिरना, ऑखों से गीड़
106.2^0 फा0	छठा	पतले पस्त, पेट दर्द, खॉसी, षरीर में पानी की कमी, सांस में तकलीफ
103^0 फा0	सातवां	अधिक कमजोरी, निढाल सा पर गिरना
99^0 फा0	नौवां	मृत्यु

रोग की पहचान

नैदानिक लक्षण, रोग की आकृति और शव परीक्षण रिंडरपेस्ट रोग के होने के संदेह को और मजबूत बनाती है। गलतुण्डिका के अंदरूनी ऊतको और लसिका तंत्र के तंतुओं से बने हुए रंगीन आलेप सिन्सिया तथा समावेषन समूह के उपस्थित होने का खुलासा करती है। विषाणु के अलगाव के लिए लसिका गॉठ, प्लीहा वो रक्त जिसमें EDTA मिला हो और अन्य ऊतको के लिए जाता है। प्रतिरक्षी और

संवेदनशील मवेशी में विषाणु का टीकाकरण करके नैदानिक सामाग्री प्राप्त करते है। विषाणु से संवेदनशील मवेशी 2–10 दिन के बाद अपनी प्रतिक्रिया दिखाएगा। इसके बाद संवदेनशील मवेशाी से यह प्राप्त पदार्थ को टीकाकरण के द्वारा किसी अन्य मवेषी के गुर्दे की कोषिका में प्रवेष कराया जाता है। यदि विषाणु मौजूद है जो 3–12 दिनों के भीतर विषेष प्रकार की (ब्लजवचंजीपब) विकसित हो जाती है। इस प्रतिक्रिया की विषेषता न्यूट्रेलाइजेषन टेस्ट द्वारा निष्चित करते है।

टिंडरपेस्ट के घुलनशील प्रतिजनों का पूरक निर्धारण और अगार जेल प्रसार परीक्षण द्वारा पता लगाया जाता है। विषिष्ट निष्पक्षीकरण, पूरक प्रतिकारक मवशी के सिरा में रोग के चौथे दिन तक या उसके बाद के लिए सीरम के नमूनों की जॉच की जाती है। सीरम निष्क्रियीकरण परीक्षण कोषिका विभाजन में किया जाता है।

रोकथाम

बीमारी से ठीक होने वाले पशुओं में स्थाई रूप से रोग के प्रति लडने की क्षमता विकसित हो जाती है, लेकिन यह जीवन भर नही रहता है। टिंडरपेस्ट विषाणु हल्के संक्रमित जानवरों के द्वारा रोग मुक्त क्षेत्रों में दाखिल होते है। टिंडरपेस्ट बीमारी मुक्त देशों ने टिंडरपेस्ट रोग से जीर्ण जानवरों और जमे हुए जानवरों के उत्पादों के आयात पर पूरा प्रतिबंध लगाकर इस रोग से स्वतंत्रता सुनिष्चित करते है, जहॉ से रोग प्रगाढ़ है। इस प्रतिवंध की वजह से वे रिंडरपेस्ट बीमारी से मुक्त हो गये है। बीमारी से मुक्त देशों में प्राकृतिक प्रकोप रोकने के लिए रिंडरपेस्ट रोग से ग्रसित या इसके संपर्क में आए जुगाली करने वाले जानवरों तथा सूकरों का वध कर दिया जाता है।

उन देशों में जहॉ रोग स्थानिक है वहॉ इस बीमारी से मरने वाले पशुओकं की वजह से होने वाले घाटे को सीमित करने के लिए नियमित टीकाकरण किया जाता है। टीकाकरण की खोज होने से पहले इस बीमारी से बचाने के लिए पशुओं का वध कर दिया जाता था। इससे पहले की कोई प्रभावी उपचार विकसित किया जाता यह विषाणु जनसंख्या के माध्यम से बहुत तेजी से बढ़ने लगा और बहुत से मवेशी इसकी चपेट में आ गये थे। 19 वीं सदी के मध्य में किसानों ने बचे हुए मवेशीयों के शवों को कीटाणु रहित करने के लिए षवों कार्बोनिक एसिड का उपयोग और या तो उन्हें जला दिया ताकि विषाणु निष्क्रिय हो जाए और उनका दुष्प्रभाव नियंत्रित हो सके।

1890 के दषक में टीकाकरण बनाने के प्रारंभिक प्रयास किए गये जो संक्रमित पशु के रक्त या इस बीमारी से ठीक हुए जानवरों के द्वारा बनाए गये थे। लेकिन इसमें दुबारा संक्रमण फैलने का खतरा था। 1920 में जे0टी0 इडवर्ड ने एक महत्वपूर्ण खोज निकाला इन्होने बकरी को रिंडरपेस्ट विषाणु से संक्रमित करवाया। बकरी पर रिंडरपेस्ट के कोई लक्षण नही पाये गये जबकि विषाणु उसके अंदर

मौजूद था। रिंडरपेस्ट विषाणु पीपीआर विषाणु स समानता रखता है जो कि जुगाली करने वाले जानवरों में मौजूद रहता है और यह बकरियों को संक्रमित करता है। 600 पैसेज के बाद इस विषाणु को उत्परिवर्तित किया गया थाताकि यह मवेशीयों में इसके लक्षण कम हो ज़ाए और मवेशियों की मृत्यु हुए बिना इसे टीकाकरण में इस्तेमाल किया जा सके।

अध्याय - 24

अढ़ैया बुखार (इफिमेरल फिवर)

इस बीमारी को हम थ्री डे बीमारी, बोवाइन अस्थायी बुखार, स्टिफ बीमारी के नाम से भी जानते हैं।

इस बीमारी को मानव में डेंगू बुखार के नाम से जाना जाता है।

यह एक संक्रामक वायरल रोग है। यह एक मृदुयंत्र (वाहक) से पैदा होता है जो कि मवेशियों का रोग है। इस बीमारी तेज बुखार के साथ जोड़ों, मॉसपेशियों में सूजन, अकड़पन, कंपकंपाहट तथा लंगड़ापन हो जाता है। कुछ ही दिनों में पशु रोग से ठीक हो जाता है। बहुत कम पशुओं में रोग जटिल होने से मौत होती है।

यह प्रमुख रूप से गायों का रोग है। यह रोग भैंस में भी हो सकती है लेकिन भेड़, बकरियों व कुत्तों में नहीं पाया जाता है।

यह एक विशेष प्रकार की मक्खी (सैंड फ्लाई) के द्वारा फैलता है तथा दुनिया के सभी भागों में पाया जाता है। जबकि वयस्क पशुओं में रोग अधिक होता है। अत्यधिक हष्टपुष्ट व बैल रोग की चपेट में अधिक आते हैं।

प्रसारण

विषाणु एक कीट वेक्टर द्वारा प्रेषित होता है विषाणु के जुड़ी प्रजातियां क्यूलिक्वाइडीस ऑक्सीस्टोमा, सैंड फ्लाई है। प्रायः यह रोग गर्मी के नमी वाले दिनों (अगस्त–सितम्बर) या बरसात की शुरूआत के दिनों में होता है। चूंकि यह एक विशेष मक्खी द्वारा एक से दूसरी जगह पर फैलता है इसलिए इन दिनों में ये प्रजनन कर काफी संख्या में वृद्धि कर लेती है। इसके अलावा मच्छर भी रोग फैलाने में सहायक होते हैं। रोगी पशु के सीधे सम्पर्क या इसके स्राव सम्पर्क में आने से रोग नहीं फैलता है। हवा के जरिये भी विषाणु लम्बी दूरी तक पहुंच जाते हैं।

लक्षण

उष्मायन अवधि (एन्क्युवेशन पीरियड) 2–3 दिन इस बीमारी को तीन दिन बीमारी कहते हैं।

पहला दिन

एकाएक तेज बुखार, दूध उत्पादन में कमी होना, खाना बन्द कर देना, जुगाली नहीं करना, कब्ज लेकिन कभी–कभी दस्त होना। ऑखों व नाक से पानी निकलना,

हल्की खॉसी आना, पशु का बार–बार सिर हिलाता है, पैरों में कमजोरी, मॉसपेशियों में कंपकपाहट, तेज सांस लेना, तेज हार्ट रेट हो जाना आदि।

दूसरा दिन

पैरों में गंभीर अकड़पन आ जाता है। कभी एक पैर तो कभी दूसरे पैर को बारी–बारी से उठाता है। पैर में अकड़ के कारण पशु खड़ा भी नहीं रह पाता है। तथा जमीन पर लेटकर भी पैर को सीधा रखता है। पशु अधिकतर खड़ा ही रहता है, जिसमें पिछला पैर शरीर से दूर तना हुआ रखता है। मुॅह को पेट की ओर मोड़कर रखता है। जब पशु बैठ जाता है तो बैठने की स्थिति बिल्कुल मिल्क बुखार जैसी ही होती है।

तीसरा दिन

पशु ठीक होने लगता है तथा कुछ खाना शुरू करता है। हालांकि 3–5 दिन में पशु फिर से ठीक हो जाता है, लेकिन कुछ में हल्का लंगड़ापन रह सकता है। इस रोग से ठीक होने के बावजूद कुछ जटिलता हो सकती है, जैसे दुध में कमी, न्युमानिया, जोड़ों में दर्द यदि पशु अधिक दिन बैठा ही रहे तो मौत भी हो सकती है। कुछ पशुओं में गंभीर स्थिति में सप्ताह तक रोग के लक्षण रह सकते हैं। लेकिन जब एक बार पशु कुछ खाना शुरू कर देता है, गोबर भी सामान्य करने लगता है तो उम्मीद हो जाती है कि पशु फिर से ठीक हो जाएगा।

रोग विशेषताऐं

इस रोग की मुख्य विशेषताऐं बुखार, कठोरता, लंगड़ापन और नाक एवं ऑखों से पानी आना। अढ़ाई बुखार अक्सर कैल्शियम की कमी से होता है जो बदले में नैदानिक लक्षण जैसे कि अवसाद, ख्दीकरण की समाप्ति, मॉसपेशियों में झटके और कब्ज उत्पन्न करता है। यद्यपि बीमारी का रागजनन जटिल है, यह स्पष्ट है कि मेजबान भड़काऊ प्रतिक्रियाऐं रोग की अभिव्यक्ति में शामिल हैं।

निदान

विषाणु को रक्त से अलग किया जा सकता है और इसे इम्यूनोफ्लोरिसेनस और इम्यूनोस्टेनिंग द्वारा पहचाना जा सकता है दो से चार सप्ताह तक ले गए दो नमूनों में एंटीबाडी का बढ़ता स्तर भी संक्रमण से संकेत मिलता है।

उपचार

कोई विशेष उपचार न ही लक्षण देखकर उपचार दें।

दूसरा दिन

Antipyretic injection दें।

Antibiotic-Tetracyclien I/V वत I/M

पहला दिन

Analgesic & Antiinflammatory दें।

Dexamethazone, यदि गर्भ धारण नहीं है तो।

तीसरा दिन

Antibiotic, Phenylbutazone दें।

Inj Vit B Complex with liver extract Stomachie, Calcium borogluconate.

चौथा दिन

यदि जोड़ों में दर्द है तो–

Hastacortin + Penicilin locally injection in joint. आराम और तनाव में कमी, उठने में असमर्थ, हर दिन कई बार (रोल) पलटना किया जाना चाहिए ताकि रक्त परिसंक्षरण और मॉसपेशियों की क्षति कम हो। अगर जानवर में हाइपोकैल्सीमिया के लक्षण होते हैं, जैसे कि रूमेन स्टैसिस तो कैल्शियम बोरोग्लुएंटेनेट के द्वारा नियंत्रित किया जा सकता है। गैर स्टेरायडल बिरोधी भड़काऊ दवाऐं वसूली में सुधार कर सकती है। विश्राम बिल्कुल अनिवार्य है, न्यूनतम एक सप्ताह या मृत्यु कभी भी हो सकता है।

रोकथाम

यह रोग एक विशेष प्रकार की मक्खी से (sand fly) फैलता है, इसलिए इसका नियंत्रण करें, लेकिन यह एक काफी मुश्किल काम है। पशु बाड़ें की अच्छी सफाई रखें। जल भराव को रोके। इस रोग को रोकने के लिए एक टीका जापान में उपलब्ध है, लेकिन यह बहुत मंहगा है जो इसका उपयोग सीमित करता है। आदोंलन के नियम कई जगहों पर है Ultravac BEf (Zoetisl ls)-गोजातीय अल्पकालिक बुखार को रोकने के लिए एक वैक्सीन है। इसका उत्पाद आस्ट्रेलिया, इजरायल और मिस्र में पंजीकृत है।

भेड़ व बकरी के विषाणु जनित रोग

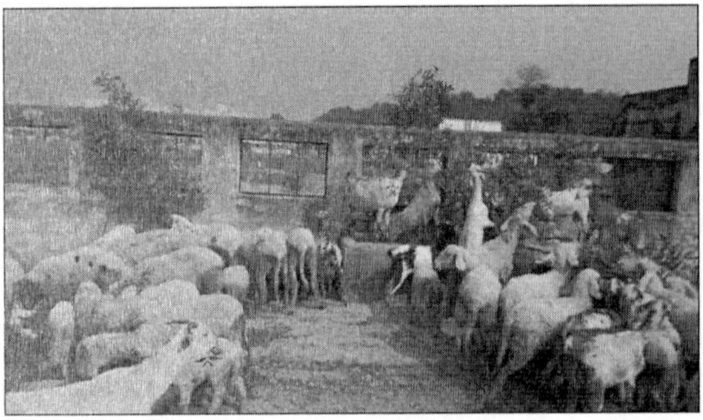

भेड़ चेचक व बकरी चेचक विषाणु

भेड़ चेचक व बकरी चेचक लैटिन में चिरोला ओविना के रूप में जाना जाता है, फ्रासिसी में क्लेवल व जर्मन में पाकसे नसहे के रूप में जानते है। यह बकरी एवं भेड़ को अत्यधिक संक्रमित करते है।

पहले भेड़ पाक्स वायरस व बकरी पाक्स वायरस को एक ही वायरस का तनाव माना जाता था किन्तु अनुवांषिक अनुक्रमण ने अब उन्हें अलग वायरस होने का प्रदर्षन किया है। अधिकांष नस्लों के विशिष्ट मेजबान हैं जो कि भेड़ एवं बकरियों में गंभीर रोगो का कारण बनता है जबकि उपभेदों में समानता होती है। बकरी पाक्स वायरस एवं भेड़ पाक्स वायरस को सिरोलाजिकल तकनीक के द्वारा एक दूसरे से अलग नही किया जा सकता है। बकरी पाक्स वायरस एवं भेड़ पाक्स वायरस मवेशियों में भी ढ़ेलेदार त्वचा रोग उत्पन्न करते हैं परन्तु इसका कोई सबूत नही है। इनका एक अलग संचरण तन्त्र है और आषिंक रूप से अलग भौगोलिक वितरण है।

शारीरिक एवं रासायनिक कार्यवाही करने के लिये प्रतिरोध

तापमानः $56^0C/2$ घंटे के लिये अतिसंवेदनषील

$65^0C/30$ मिनट कुछ कण निष्क्रिय हो गये है।

पी0एच0ः अत्यधिक क्षारीय या अम्लीय पी0एच0 के लिये संवेदनषील होते है।

जीवन रक्षाः सूरज की रोशनी के लिये प्रतिरोधी लेकिन ऊन अथवा बाल के लिये व्यवहारिक बनी हुई है।

महामारी विज्ञानः संवेदना दर गंभीर क्षेत्रों में 70–90 प्रतिशत।

मृत्युदर स्थानीय क्षेत्र में 5–10 प्रतिशत।

आयातित जानवरों में 100 प्रतिशत तक पहुॅच सकता है।

मेजबानः घरेलू और जंगली भेड़ और बकरियों की सभी नस्लें–

- स्थानीय क्षेत्रों के देशी नस्लों में रोग जनकता बाहरी नस्लों की तुलना में काफी कम है।
- यूरोपीय या आस्ट्रेलियाई मूल नस्लों में रोग और मृत्यु दर 100 प्रतिशत तक पहुॅच सकती है।

हस्तांतरण

गंभीर रूप से प्रभावित जानवरों के निकट संपर्क के बाद संचरण सामान्यतया वायु कण द्वारा होता है।

- संक्रमण अन्य श्लेष्म झिल्ली के माध्यम से भी हो सकता है।
- जीर्ण रूप से संक्रमित वाहक नही होते हैं।
- दूषित अवयवों वाहनों या उत्पादों द्वारा अप्रत्यक्ष संचरण होता है।

विषाणु के स्त्रोत

श्लेष्म झिल्ली पर तंत्रिका से पहले छाले युक्त घाव, चार नाक व नेत्र स्त्राव।

निदान

उष्मायन अवधि 8–13 दिन है यह प्रयोगात्मक संक्रमण में 4 दिनों का भी हो सकता है। इसका निदान कीड़ो द्वारा अनतः त्वचीय टीकाकरण द्वारा किया जाता है।

नैदानिक निदान

मंजबान कारकों व विषाणु के आधार पर नैदानिक संकेत हल्के से गंभीर होते है।

ल) प्रारंभिक नैदानिक लक्षण

गुदा के तापमान में 4^0C से अधिक की वृद्धि।

- उपरंजक से विकसित होते है जो कि 5–10 सेमी0 के व्यास के होते है। कुछ दिनों के पश्चात् सभी फुंसी एकजुट होते हैं जो कि हमेशा घातक होते हैं।

ii) तीब्र चरण

24 घण्टों मे प्रभावित जानवर मे नेत्र श्लेष्म शोथ और सभी सतहों का विकास होता है। मवाद निर्वहन मुंह, गुदा, गर्भनाल या योनि के द्वारा होता है। ऊपरी श्वसन में दबाव के कारण सांस लेने में परेशनी हो सकती है।

- तीब्र चरण म् घाव सड़ने लगता है जिससे संवहनी घनास्तता होती है।
- घाव अगले 5–10 दिनों में पपड़ी का निर्माण करता है जो कि 6 सप्ताह तक जारी रहता है।

विभेदक निदान

गंभीर भेड़ पाक्स एवं बकरी पाक्स के नैदानिक लक्षण अत्यधिक विशिष्ट होते हैं हालांकि हल्के रूप में वे पारा पाक्स विषाणु के साथ भ्रमित हो सकते हैं, जिससे कई कीड़ों के काटने से पित्ती पैदा हो सकता है।

प्रयोगशाला निदान

नमूना–विषाणु अलगाव के नमूने को यथाशीघ्र प्रयोगशाला में भेजा जाना चाहिये उन्हें ठण्डा रखा जाना चाहिये, इन नमूनों को प्रशीतन, ग्लीसराल (10 प्रतिशत) जोड़कर लम्बी दूरी के लिये भेजा जा सकता है। एंटीबाडी को निष्क्रिय करने से विषाणु अलगाव और कुछ प्रतिजन पहचान परीक्षण में हस्तक्षेप हो सकता है अतः इन नमूनों को बीमारी के पहले सपताह के दौरान एकत्रित किया जाना चाहिये।

- पूर्ण त्वचा ऊतक यदि उपलब्ध हो तो तरल पदार्थ में रखकर या रक्त को ई0डी0टी0ए0 में रखना चाहिये।

रोकथाम एवं नियंत्रण

इसका कोई इलाज नही है परन्तु उपयुक्त बचाव प्रयासों के द्वारा हम जानवरों को संक्रमण से बचा सकते हैं–

- संभव हो तो संक्रमित झुंड का वध कर देना चाहिये।
- शवों और उत्पादों का उचित निपटान करना चाहिये।
- झुंड़ में परिचय से पहले नये जानवर को संगरोध में रखना चाहिये।
- संक्रमित क्षेत्र में पशु एवं वाहन आदोलन नियंत्रित करना चाहिये।
- टीकाकरण पर विचार किया जा सकता है जब रोग अधिक व्यापक रूप में फैल गया हो।

अध्याय - 25

बकरी महामारी

परिचय

बकरी महामारी एक तीव्र गति से होने वाली बीमारी है जो एक विषाणु से होती है जिसमें तेज बुखार, मुँह में सूजन, गले में छाले, निमोनिया होता है।

- बकरी महामारी को पहली बार कोटे डी आइवर ने सन् 1942 में वर्णित (खोजा) किया गया और साथ ही जल्द ही जल्द ही वेनिसिंगल और नाइजीरिया में भी पहचाना गया।
- यह महामारी पैरामीक्सोवाइेरडे परिवार के मेरबिल्लि के द्वारा होती है।
- ठस बीमारी में जानवर अचानक अवसाद अवस्था में चला जाता है साथ ही तेज बुखार, ऑखों और नाक से स्त्राव होने लगता है और मुख में घाव, श्वास लेने में कठिनाई, खांसी, अशुद्ध सुगंधित दस्त होते है।

प्रसार

- ऑख, नाक और मुह साथ ही ढ़ीले मल मे होने वाले स्त्राव में बडी मात्रा में विषाणु होते है।
- जब कोई प्रभावित जानवर को खॉसी और छीके आती है और इस समय विषाणु एक जानवर से दूसरे जानवर में आसानी से चला जाता है।
- पशुओं का बाजारों में जहॉ व्यापार होता है वहॉ पर विभिन्न स्त्रोतो से पशुओं को एक दूसरे के सम्पर्क मे लाया जाता है इस कारण से भी विषाणु को एक जानवर से दूसरे जानवर को अवसर प्राप्त होता है।
- जब यह रोग पहली बार किसी क्षेत्र में पाया जाता है तो जानवरो में अत्यधिक तेजी से मृत्यु के साथ तीव्र बुखार भी देखा जा सकता है।
- एक साथ चराई, पानी और आवास एक साथ करने से प्रभावित जानवरों से यह विषाणु दूसरे जानवरों में आसानी से पाया जा सकता है।
- ज्यादातर यह बीमारी 4 महीने से लेकर 24 महीने तक के जानवरो को प्रभावित करती है

विकृति

- शव आमतौर पर निर्जलित और मल से भरा होता है।
- न्त्रगुहा और नासिका में पीपदार बलगम पपडी की तरह भरा हुआ होता है।
- मुॅह में छाले और गले में कटाव उपस्थित होते हैं और माध्यमिक ब्रोन्को न्यूमोनिया भी उपस्थित होता है।
- आंत कोलन मे जेबरा के रंग की पट्टियां देखी जा सकती है। जो एक मुख्य संकेत है।
- लिम्फैडेनोपैथी (लसीका पर्व को प्रभावित करना) इस बीमारी का सबसे महत्वपूर्ण ऊतक विकृति विज्ञानी का संकेत है जिसमें एक से अधिक केन्द्रक वाली विषाल कोषिका की उपस्थिति होती है।

लक्षण

- अचानक दर्द, तेज बुखार (40–42^{0}C)।
- पशु का वनज कम होना या ज्यादा होना।
- जीभ के श्लेष्म पर घाव व जानवर अपने होठो को दबाकर अत्यधिक स्वाद लेते हुउ दर्द में अपने दॉत पीसता है।
- मसूडे की लाइन में कोमल रगड के कारण उपकलात्मक ऊतक के गंदा हान सामाग्री के टुकडे उपस्थित होते है।
- योनि और योनि के श्लेष्म झिल्ली में भी इसी तरह के बदलाव देखे जाते है।
- पशु को अशुद्ध सुगंधित दसत होते हैं जिसमे रक्त और मृत आंत के ऊतक के टुकडे उपस्थित होते है।

निदान

- बीमारी के इतिहास, नैदानिक, संकेतकार लक्षण संभावित निदान हो सकता है।
- विषाणु प्रतिजन (ऐन्तिजन) का पता लगाने के लिए एंगर जेल इम्युनिडिफ्यूसन टेस्ट या काउंटर इक्यूनो इलेकट्रीफोरेसिस विधि का प्रयोग किया जाता है।
- सी0आई0ई0पी0 सबसे तेज और आसान केवल 2 घंटे में परिणाम प्रदान करती है।

इलाज

- इस बीमारी के इलाज में क्लोरैम्पिकनिक पेनिसिलीन, स्ट्रेप्टोमाइसिन का प्रयोग किया जा सकता है।
- तरल पदार्थ चिकित्सा भी उपयोगी होती है।

नियंत्रण

बकरी महामारी में विषाणु को नष्ट करने के लिए पी0एस0आर0वी0 75/1 दवाई के रूप में इस्तेमाल किया जाता है। जो 3 साल से ज्यादा पशुओं के लिए सुरक्षा प्रदान करता है।

अध्याय - 26
नीली जीभ विषाणु

परिचय (Introduction)

नीली जीभ विषाणु सबसे पहले 1905 में दक्षिण अफ्रीका में मेरीनो भेड़ में वर्धित किया गया था। नीली जीभ (बी.टी.वी.) एक अरबों विषाणु है, जो जंगली और घरेलू जानवरों में प्रतिकृति होता है। जिससे घातक लक्षाों के साथ उप नैदानिक लक्षण पेदा होते हैं।

हेतु विज्ञान (Etiology)

नीली जीभ नाम मूल रूप से कोशिका की चोट और परिगलन कारण उत्पन्न हुआ है। जिसके कारण संवहनी घनास्त्रता, शोफ या फुलाव और रक्तश्राव होता है और परिणामस्वरूप नीली जीभ हो सकती है। हालांकि नीली जीभ का नैदानिक संकेत अकसर मौजूद नही होता है। नीली जीभ को गले में थूथन मलेरिया, प्रतिश्याया, बुखार, पशु–महामारी सर्दी, बेकसीकस और थूथन रोग के नाम से भी जाना जाता है।

वर्तमान में 27 विभिन्न सीरोटाइप है।

लक्षणः (Symptom)

भेड़ में बीटीवी उच्च रोग और मृत्यु दर के साथ एक गंभीर बीमारी का कारण बनता है बीटीवी बकरियों, मवेशियों और अन्य घरेलू जानवरों के साथ–साथ जंगली रंगुटर्स, (ब्लेब्स्क, सफेद पूंछ वाले हिरण, एल्क और प्रघोघर्न मृग) को भी सवंमित करता है।

प्रमुख लक्षणः उच्च बुखार, अत्यधिक लार, चेहरे और जीभ की सूजन और जीभ का नीलिमा है। होंठ और जीभ की सूजन को अपने विशिष्टि नीले रंग की उपस्थिति देता है, हांलांकि यह चिन्ह बहुत कम जानवरों तक सीमित है। नाक के निव्रहन और सख्त श्वसन के साथ विशेष संकेत हो सकते हैं।

कुछ जानवरों के पैर के घावों का विकास कोरोनिटिस से शुरू हो सकता है, जिसके परिणाम स्वरूप लंगड़ापन होता है। भेड़ में, यह घुटने–घूमना हो सकता है। मवेशियों में पैरों की स्थिति में निरंतर परिवर्तन से नीली जीभ को डेगू रोग का नाम दिया गया है। गंभीर रूप से प्रभावित जानवरों में गर्दन का मोटापा देखा जाता है

जो जानवर गंभीर रोग दिखाते हैं वह एक सप्ताह के भीतर मर जाते हैं। प्रभावित जानवर जो नहीं मरते हैं वह बहुत धीमे से ठीक होते है।

ऊष्मायन अवधि 5–20 दिन है। और सभी लक्षण आम तौर पर एक महीने के भीतर विकसित होते हैं। मृत्यु दर सामान्य रूप से कम है, लेकिन भेड़ की संवेदी नस्लों में यह उच्च है। अफ्रीका में, भेड़ की स्थानीय नस्लों की मृत्यु नहीं होती है,

लेकिन आयातित नस्लों में यह 90 प्रतिशत तक हो सकता है। रक्त विषाणु के उच्च स्तर के बावजूद मवेशियों, बकरियों और जंगली पशुओं में संक्रमण आम तौर पर अस्थिर है। लाल हिरण एक अपवाद हैं और उनमें बीमारी भेड़ की तरह तीव्र हो सकती है।

उपचार और रोकथाम (Treatment and Control)

रोकथाम संगरोध से प्रभावित होती है, जीवित संशोधित विषाणु, टीके के साथ टीकाकरण और निरीक्षण रोगवाहक का नियंत्रण भी शामिल है।

पशुधन प्रबंधन और कीट नियंत्रण

हालांकि, सरल पशुपालन के बदलाव और व्यावहारिक कीड़ा नियंत्रण उपायों से पशुओं के संक्रमण चक्र को तोड़ने में मदद मिल सकती है, अधिकतम कीड़ों की गतिविधि (शाम से सुबह तक) के दौरान आवास के पशुओं को काटने की दरें कम हो सकती है।

इसी तरि, जलीय जाल के साथ पशुओं के आश्रयों की रक्षा करना या कीटनाशक से संतृप्त सामग्री को कीड़ों के साथ संपर्क कम करना होगा। कुलीकिआइड कीड़ा जो विषाणु को लेते है, आमतौर पर जानवरों के गोबर और नम मिट्टी पर प्रजनन करते हैं और लघु घास में आते हैं। प्रजनन के आधार की पहचान करना और प्रजनन चक्रको तोड़ने से स्थानीय कीड़ों की जनसंख्या में काफी कमी आएगी।

नल को बंद करना, लीक में सुधार करना और नम क्षेत्रों को भरने या निकालने से भी प्रजनन स्थलों को सूखने में मद्द मिलेगी। कीछों और उनके प्रजनन आधार को दूर करने से नियंत्रण व रोगवाहक संख्या को कम कर सकता है।

• गोबर ढ़ेर या गारा गड्ढ़ों को बंद या निकाला जाना चाहिए और उनकी नियमित रूप से हटाई जाती है।

टीके (Vaccine)

दक्षिणी यूरोप में प्रकोप सीरोटाइप 2 और 4 के कारण होते हैं और टीके उन सीरोटाइप एटीकेवेटकोइख 4 क्याआई 04 ए 002 भेड़ के लिए उपलब्ध है और

मवेशियों के लिए क्यू 102 एएयू 8 है। हालांकि 2006 और 2007 में उत्तरी यूरोप में पाए जाने वाले रोग सेरोटाइप 8 के कारण होता है।

टीका कंपनियों फोर्ट डॉज पशु स्वास्थ्य मेरियल एंड इंटरवेट, सीरोटाइप 8 के टीके बना रहे हैं। फोर्ट डॉज पशु स्वास्थ्य के लिए भेड़ के लिए सीरोटाइप 4 भेड़ और पशु के लिए सीरोटाइप 1 और भेड़ और पशु के लिए सीरोटाइप 87 और संबन्धित उत्पादन सुविधाएं इसके लिए एक वैक्सीन अब ब्रिटेन में उपलब्ध है, इंटरवेट द्वारा निर्मित की गई है।

फोर्ट डॉज पशु स्वास्थ्य ने कई यूरोपीय देशों के लिए उनके टीके उपलब्ध कराए है (2008 में जर्मनी, बेल्जियम, स्विटजरलैंड, स्पेन और इटली में टीका करण शुरू होगा)। हालांकि किसी भी उपलब्ध टीके से प्रतिरक्षण प्रभावित मवेशियों की आबादी के बाद में सेरोलॉजिकल मॉनिटरिंग को रोकना एक समस्या है, अगली पीढ़ी वर्तमान में सबयूनेट टीके का उपयोग कर सकती है, जो अभी बनाई जा रही है। जनवरी 2015 भारतीय शोधकर्ताओं ने इसका टीका रक्षा ब्लू नामित शुरू किया, यह देश में प्रचलित नीली जीभ विषाणु के पांच उपभेदों के खिलाफ जानवरों की रक्षा करेगा।

निदान (Diagnosis)

1. नैदानिक संकेतों के आधार पर एक प्रारम्भिक निदान, पोस्टमार्टम निष्कर्ष और महामारी संबंधी मूल्यांकन को प्रयोगशाला परीक्षा।
2. ब्लूटूंगू वायरस अलगाव।
3. प्रतिजन पहचान।

सूकर के विषाणु जनित रोग

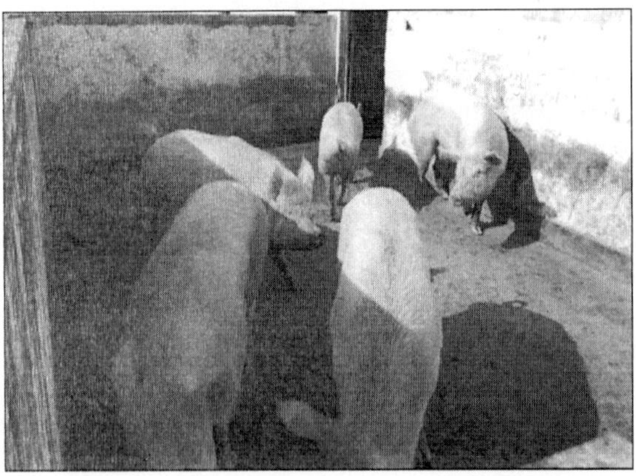

अध्याय - 27

अफ्रीकी सूकर बुखार (African Swine Fever)

यह एक अत्यधिक संक्रामक विषाणु जनित रोग है, जो कि सूकर में होता है। यह रोग अफ्रीकी सूकर बुखार विषाणु से होता है। यह विषाणु वंष असफि विषाणु का एक मात्र सदस्य है तथा यह परिवार असफारविरिडी का सदस्य है एवं पूर्व में इसे इरीडोविरिडी परिवार में रखा गया था।

यह एक मात्र डीएनए विषाणु है जो कि सन्धिपादो (Arthropodes) के द्वारा प्रेषित है। विषाणु का प्रतिकृतिकरण आर्निथोडोरोस की टिकाओ (Ticks) में होता है। तथा इन टिकाओं के काटने से यह विषाणु सूकर के अन्दर प्रवेश करता है।

जहरीलेपन के आधार पर ए0एस0एफ0बी0 को दो भागों में विभाजित किया जा सकता है।

1. ए0 एस0 एफ0 बी0 जो मृत्यु करते है।
2. ए0 एस0 एफ0 बी0 जो केवल सीरम में बदलाव करते है।

ए0 एस0 एफ0 बी0 पर्यावरण में बेहद प्रतिरोधी (Resistance) हैं और एक से डेढ़ साल तक उस रक्त में जीवित रह सकता है जो 4^0C पर सग्रहित किया गया हो, एवं कमरे के तापमान पर 11 दिन मल में तथा कम से कम एक महीने तक सूकरे के बाडे में तथा 3.9^0C पर सग्रहित मांद में 150 दिनों तक एवं 140 दिनों तक नमकीन मांद में तथा बहुत सालों से जमे हुये शवों में जीवित रह सकता है।

ए0 एस0 एफ0 घरेलू सूकरों एवं जंगली सूकरों को समान रूप से प्रभावित करता है। जिसमें मस्सेदार सुअर (Warthog), झाडी सुअर (Bush pig) विशाल वन सुअर (Gaint forest hog) एवं यूरोप के जंगली सुअर (Feral pig) शामिल है।

ए0 एस0 एफ0बी0 अफ्रीका में स्थानिक है। खास कर दक्षिण भाग में। वहाँ विषाणु जंगली सूकर में पाया जाता है।

इतिहासः (History)

1900 के शुरूआत में केन्या मे पालतू सूकरों में हुई थी। 1957 में यह विषाणु अफ्रीका से यूरोप (विषेश रूप से पूर्तगाल) में फैल गया था लेकिन जल्द ही इस बीमारी को खत्म कर दिया गया। लेकिन बहुत ही जल्दी यह बीमरी यूरोपीयन देषों

जैसे– इटली, स्पेन, माल्टा, सार्डिनिया, बेल्जियम एवं नीदरलैण्ड तक फैल चुकी थी।

- 1963 मे स्पैनिष श्रमिको ने नरम टिक (Soft tick) से ए0एस0एफ0बी0 को अलग किया था जो कि ऑरनिथोडारोस इराटिकस थी। तथा वैज्ञानिको ने बताया कि विषाणु टिकटिक (Ticks) के अन्दर प्रतिकृति करता है तथा दूसरी प्रजातियों में हस्तांतरित हो सकता है।
- व्यक्तिगत टिक (Individual ticks) जाहिर तौर पर अपने जीवन भर संक्रमित रह सकती है। कुछ वैज्ञानिकों का मानना है ए0एस0एफ0बी0 वास्तव में टिक विषाणु (Tick virus) है जिसका सूकर एक आकस्मिक मेजबान (Host) है।
- 1971 में, ए0एस0एफ0 सबसे पहले क्यूबा में पश्चिमी गोलार्ध में दिखाई दिया। इस रोग को क्यूबा से खत्म करते–करते 400,000 सूकरों की मौत हो गयी।
- 1970 के दशक के अंत में इस रोग का आक्रमण ब्राजील में हुआ।
- अप्रैल, 2007 में जीार्जिया में ए0एस0एफ0 के प्रकोप की सूचना मिली थी।

आर्थिक प्रभाव (Economic Impact)

ए0एस0एफ0 एक पूरे सूकर बाडे को खत्म कर सकती है एवं यह सूकर उत्पादन पर बहुत ही हानिकारक प्रभाव डालती है। ए0एस0एफ0 एक ओ0आई0ई0 के द्वारा प्रतिवेद्य रोग है। इसलिये पुष्टि के मामले में सूकरों का आयात एवं निर्यात अलग–अलग देशों के मध्य प्रतिवंधित कर दिया जाता है जिससे के जिन देशों मे इस रोग का प्रकोप नही है पहले से वहा पर यह रोग ना फैले।

इस रोग को खत्म करने के लिये प्रभावी रूप से संगरोध (Auarantine) एवं प्रभावित सूकरो के और आगे ना फैल सके।

रोग दर एवं मृत्यु दरः (Morbidity & Mortality)

घरेलू सूकरो में रोग दर औपचारिक रूप से 100 प्रतिशत तक पहुॅच जाती है। मृत्यु दर पृथक के खतरे के अनुसार बदलती है। जिसकी सीमा 0–100 प्रतिशत तक जाती है। समवर्ती बीमारी युवा उम्र और गभविस्था ऐसे कारक हैं जो कम खतरे वाले पृथक से भी ज्यादा मृत्यु करवा सकते है।

हल्के एवं बिना लक्षण वाले रोग आमतौर पर मस्सेदार सूकर (Warthog) एवं झाडी वाले सकूर (Bush pig) में देखा गया है।

हस्तांतरणः (Transmission)

ए0एस0एफ0 का एक देश से दूसरे देश में फैलने का मुख्य कारण (अफ्रीकी

सूकर बुखार विषाणु) संक्रमित युक्त अर्द्ध पका भोजन है जिसमें सूकर के मांस के टुकडे उपस्थित होते है।

- सूकर प्रत्यक्ष रूप से ए0एस0एफ0बी0 से संक्रमित हो सकता है, अगर वो किसी संक्रमित सूकर के संपर्क में आ जाये या अप्रत्यक्ष रूप से संक्रमित उपकरण वाहनों एवं भोजन के सम्पर्क में आये।
- वायुद्रव्यी फैलाव को महत्वहीन माना जाता है इस विधि से तभी संक्रमण होता है जब सूकर काफी पास–पास हो।
- संक्रमण से सही हुये सूकर भी कई महीनों तक वाहक का काम करते है।
- ए0एस0एफ0बी0 का संक्रमण अर्निथोडोरस इराटिकस के काटने से भी होता है। दूसरे रक्त को चूसने वाले कीडे जैसे मच्छर काटने वाली मक्खी भी विषाणु को यांत्रिक रूप से प्रसारित करती है।
- अफ्रीकी सूकर बुखार विषाणु सभी ऊतक एवं शारीरिक तरल में भी मिल सकता है।
- यह विषेश रूप से भारी मात्रा में रक्त में मिलता है।

ऊष्मायन अवधि

- टिक (Tick) के काटने से संक्रमण होने पर 5 दिन या उससे कम।
- सीधे संक्रमित सूकर के सम्पर्क में आने के कारण संक्रमण से यह अवधि 5–15 दिन की हो सकती है।

नैदानिक संकेत

तीव्र रोग

- अफ्रीकी सूकर बुखार विषाणु के अधिक जहरीले पूथक से उच्च बुखार मध्यम क्षुथामान्ध (ऐनोरिक्सीया), ल्यूकोपीनिया, अवलंबन (रीकमबेनसी) अरूणिका (इरिथीमा) सबसे अधिक स्पष्ट सफेद सूकरो में होता है।
- नीली त्वचा, कान से, पूँछ, निचली टांग तथा हैम्प पर मस्सो (Warts) का विकास हो पाता है।
- अतिसार (Diarrhea) म्यूकोइड या रक्तस्त्रावी हो सकता है।
- गर्भपात अक्सर बार–बार गर्भवती सूकर में देख जाता है।
- सूकर सॉस लेने मे कठिनाई, उल्टी नाक एवं ऑख का बहना जैसे समस्याओं का सामना करते है। हालांकि ज्यादातर सूकर जो इस रोग से ग्रसित होते है अच्छी स्थिति में रहते है।
- अत्यधिक जहरीले पूथक के साथ प्रगतिशील क्षुधामान्ध और अवसाद विकसित होता है और आमतौर पर 10 दिन के अन्दर मौत हो जाती है।

- प्रति तीव्र बीमारी में कुछ घावो तथा पहला संक्रमण का संकेत के साथ ही सूकर की मौत हो जाती है।

शव परीक्षा घाव

सबसे सामान्य (Most Common)

ए0एस0एफ0 सबसे ज्यादा परिवर्तनशील होते है। सबसे ज्यादा स्थायी एवं विशेषतापूर्वक शव परीक्षा घाव तिल्ली एवं लिम्फनोड में होते है। अति जहरीले संक्रमण के साथ तिल्ली आमतौर पर बडी एवं गहरे लाल या काले रंग की हो जाती है। मध्यम जहरीले संक्रमण के साथ तिल्ली बडी तो हो जाती है लेकिन भुरभुरी नही होती है तथा तिल्ली का रंग भी सामान्य बना रहता है। लिम्फ नोड्स में सूजन एवं रक्तस्रावी हो सकती है जिसमे से सबसे अधिक प्रभावित लिम्फ नोड्स गैस्टोहेपेटिक, गुर्दे और मेसेन्टरिक ट्रान्सिल में भी सूजन एवं लाल रंग के हो जाते है।

जीर्ण संक्रमण (Chronic Infection)

- जीर्ण अफ्रीकी बुखार वाले जानवरों में शव क्षीण हो सकता है।
- सबसे सामान्य शव परीक्षा घाव स्थानिक त्वचा परिगलन (Necrosis) धागेदार पेरिकार्डिटिस, सामान्यीकृत लिम्फैडेनोपैथी, जोडो में सूजन तथा फेफडों के समेकित लोब्यूल होते है।

कम सामान्य

ए0एस0एफ0बी0 के कम सामान्य मामलों मे रक्त स्राव जिसमे पीटेची (Petechiae) एवं नीलाछन (Ecchymoses) शामिल है। दूसरे अंग जैसे मूत्राषय, फेफडे, दिल, आमाशय एवं आंत में होता है। सूजन फेफडों एवं पित्ताशय में भी हो सकती है तथा फुफ्फुस पेरीकार्डियल एवं पेरीटोनियल कैविटी में अतिरिक्त द्रव्य भरा रहता है। गहरे लाल एवं बैगनी क्षेत्र कान, पैर एवं पूँछ की त्वचा पर दिखाई देते है।

निदान

ए0एस0एफ0 उन सूकरो में संदेहास्पद होती है, जिनमे बुखार के साथ–साथ तिल्ली बडी, भुरभुरी, गहरी लाल या काले रंग की होती है तथा बहुत ज्यादा बडे रक्तस्रावी लिम्फ नोड पाये जाते है। उन क्षेत्रों में जहॉ यह विषाणु स्थानिक नही होता है वहॉ विषाणु को अलग करके, फ्लोरोसेंट एंटीबॉडी परीक्षण (FAT) द्वारा विषाणु एण्टीबॉडी का पता लगाया जाता है एवं पी0सी0आर0 द्वारा भी इस रोग का पता लगाया जा सकता है। विषाणु के अलगाव के लिये संदेहास्पद सूकर के रक्त के नमूने या तिल्ली, लिम्फ नोड, फेफडो से नमूना लिया जाता है और इस नमूने को सूकर की सफेद रूधिर कणिका या अस्थि मज्जा में डाल दिया जाता है। यदि

नमूना सड़ गया है तब न्यूक्लिक अम्ल परीक्षण पी0सी0आर0 परख के द्वारा किया जाता है। पी0सी0आर0 परख द्वारा इस रोग के लक्षण आने से पहले ही इस रोग का पता लगाया जा सकता है।

उपचार

- अफ्रकी सूकर बुखार के संदिग्ध सूकरों में कोई इलाज नही किया जाना चाहिए ।
- रोग की पुष्टि होने पर सूकरो के झुण्ड की बलि देनी चाहिए एवं उस क्षेत्र में सुअरों का वध प्रतिबंन्धित कर देना चाहिए।

टीकाकरण

इस रोग के लिये कोई प्रभावी टीका नही बनाया जा सकता है।

बचाव

- इस रोग से सूकरो को बचाने के लिये उनको जो खाना दिया जाता है, उसको अच्छी तरह पका लेना चाहिए।
- संभावित टिक वाहक आकेरिसाइड के साथ नियंत्रित किया जाना चाहिए।
- प्रसंस्कृत मांस में इस विषाणु को निष्क्रिय करने के लिये कम से कम 70^0C (158^0F) तापमान पर 30 मिनट तक गर्म किया जाना चाहिए। हालांकि सीरम के लिये यह तापमान 60^0C (140^0F) 30 मिनट के लिये पर्याप्त है।

अध्याय - 28

सुकर इन्फ्लूएंजा (Swine Influenza)

सुकर इन्फ्लूएंजा या शूकर फ्लू एक संक्रामक है जो सूकर इन्फ़्लुएन्ज़ा विषाणु नाम के सूक्ष्म जीव की अनेको विशिष्ट प्रकार की प्रजातियों में से किसी एक प्रकार के धारक से होती है। 2009 में संचार माध्यम ने इसको स्वाइन फ्लू कहा जो एक नई नस्ल एच1एन1 पैन्डेमिक विषाणु से होता है, एक सूकर इन्फ्लूएंजा विषाणु जो सामान्यतः मेजबान विषाणु है जो स्थानीय सुआरों में पाया जाता है। वर्ष 2009 के अनुसार (Swine Influenza Virus) भेद में इन्फ्लूएंजा–सी विषाणु और उपभेद इन्फ्लूएंजा–ए विषाणु जो एच1एन1, एच1एन2, एच3एन1, एच3एन2, एच2एन3, के रूप में माना जाता है, से होता है। सुकर फ्लू दुनिया भर में सुकर आबादी में आम है।

सूकर इन्फ्लुएंजा आम तौर पर सुकरों से मनुष्यों में नहीं फैलता है और अक्सर मानव इन्फ्लुएंजा का कारण नहीं होता है, तथा अक्सर इसके फलस्वरूप रक्त में केवल एंटीबॉडी ही पैदा होते हैं। पशु के मांस को यदि अच्छी तरह पकाया गया हो तो उससे संक्रमण का कोई ख़तरा नहीं होता है। यदि संक्रमण के कारण मानव इन्फ्लुएंजा होता है तो उसे जूनोटिक सूकर फ्लू कहते हैं। जो लोग सूकर के साथ काम करते हैं और उनके साथ अधिक रहते हैं उनको सुवर फ्लू होने का ज्यादा खतरा होता है। मनुष्य में सूकर फ्लू के लक्षण इन्फ़्लुएन्ज़ा जैसे लक्षण होते हैं, जैसे–ठंड लगना, बुखार का आना, गले में ख़राश, मांसपेशियों में दर्द, कमजोरी और सामान्य असुविधा होना है द्य सुकर भी मानव इन्फ्लूएंजा से संक्रमित हो सकते हैं और यह वर्ष 1918 के फ्लू महामारी के दौरान प्रतीत हुआ।

मानव में यह 2009 का सूकर फ्लू एक नई नसल की इन्फ्लूएंजा–ए के कारण हुई है जो सूकर इन्फ्लूएंजा के जीनों से मिलती जुलती है। इस नई नस्ल का मूल अज्ञात है। हालांकि, विश्व पशु स्वास्थ्य संगठन (World Organisation of Animal Health) के रिपोर्ट के अनुसार इस तरह का फ्लू सूकरों में अलग नहीं है। यह मानव से मानव को संक्रमित हो सकता हैं और इसमें इन्फ्लूएंजा के सामान्य लक्षण दिखाई दे सकते हैं।

वर्गीकरण (Classification)

इन्फ्लूएंजा विषाणु की तीन जातियाँ जो मनुष्य फ्लू का कारण हो सकती हैं,

उन में से दो सूकरों में इन्फ्लूएंजा का कारण है, इन्फ़्लुएन्ज़ विषाणु–ए इन में आम है इन्फ़्लुएन्ज़ विषाणु–बी सूकरों में अभी सूचित नहीं किया गया है। और इन्फ़्लुएन्ज़ा विषाणु–सी दुर्लभ है। इन्फ़्लुएन्ज़ विषाणु–ए और इन्फ्लुएन्ज़ा विषाणु–सी में मनुष्य एवं सूकरों में पाए जाने वाले भेद अलग–अलग हैं।

इन्फ्ल्यूएंजा–सी (Influenza-C)

इन्फ्ल्यूएंजा विषाणु–सी, मनुष्य और सूकर को संक्रामित करता है पर पक्षियों को संक्रामित नहीं करता है। पूर्व में सूकरों और इंसानों के बीच संक्रमण होता था। उदाहरण के लिए, इन्फ़्लूएंजा–सी जापान एवं कैलिफोर्निया में बच्चों के बीच पाया गया, अपनी सीमित वाहक सीमा के कारण और इन्फ्लूएंजा–सी में आनुवंशिक विविधता की कमी के कारण, यह इन्फ्लूएंजा मानव में महामारियों के रूप में दिखाई नहीं देता

इन्फ्ल्यूएंजा–ए (Influenza-A)

सुकर इन्फ्लूएंजा, इन्फ्लूएंजा–ए और उपभेद एच1एन1, एच1एन2, एच3एन1, एच3एन2, और एच2एन3 के कारण होता है। सूकरों में, तीन इन्फ्लूएंजा–ए विषाणु उपभेद (एच1एन1, एच3एन2, एच1एन2) के रूप में विश्वभर में दिखाई देता है। वर्ष 1998 से पहले संयुक्त राज्य अमेरिका में, एच1एन1 उपभेद विशेष रूप से सूकरों के बीच में प्रचलित था और 1998 के उत्तरार्ध में अगस्त में यह एच3एन2 उपभेद सूकरों में अलग पाया गया।

नियंत्रण (Control)

यद्यपि संयुक्त राज्य अमेरिका में सूकरों में कौन से विषाणु संचारित हो रहे हैं इसको निर्धारित करने वाली कोई प्रणाली नहीं है पर अनौपचारिक रूप से एक राष्ट्रीय नियंत्रण प्रणाली है, जो विश्व नियंत्रण नेटवर्क का एक हिस्सा है।

संचरण (Transmission)

सूकरों केबीच स्थानान्तरणरू (Transmission in Swine)

इन्फ्ल्यूएंजां सूकरों में आम है क्योंकि संयुक्त राष्ट्र में सूकर पालन के आधे से भी ज्यादा प्रजननशील सूकरों का संपर्क विषाणु से हो चुका है। इस विषाणु के एंटीबॉडी अन्य देशों में भी आम हैं। संचरण का मुख्य कारण संक्रमित और असंक्रमित जानवरों के बीच सीधे संपर्क के माध्यम से होता है। ये संपर्क विशेषकर पशु परिवहन के दौरान आम हैं। गहन खेती भी संचरण के खतरे को बढ़ा सकता है क्योंकि यहाँ सूकर एक दूसरे के बहुत करीब होते हैं। विषाणु का सीधा हस्तांतरण शायद या तो सूकरों के नाक से या सूखे श्लेष्म के माध्यम द्वारा होता है। हवा द्वारा संक्रमण भी तब होता है जब ये सूकर या तो खांसते है या छींकते हैं।

मनुष्यों में स्थानान्तरण (Transmission in human)

जो लोग कुक्कुट और सूकरों के साथ काम करते हैं, वे इन के गहन जोखिम में आते हैं। ऐसे लोगों को जूनोटिक संक्रमण का खतरा रहता हैं जो विषाणु पशुओं में पाया जाता है। इसके कारण एक आबादी इसे बन सकती है जिसमे मनुष्य इसके वाहक हो सकते हैं

सूकरों में एवियन एच5एन1 के साथ सहभागिता

सूकर असामान्य होते हैं क्योंकि वे इन्फ्लूएंजा उपभेदों के तीन अलग–अलग प्रजातियों से संक्रमित हो सकते हैं रू सूकरों, पक्षियों और मनुष्यों, इससे सूकर इन्फ्लूएंजा विषाणु के वाहक बन जाते हैं जहाँ जीन विनिमय के साथ–साथ नए और खतरनाक जातियों का उत्पादन करते हैं। पंक्षी इन्फ्लूएंजा विषाणु एच3एन2 चीन के सुकरों में स्थानिकमारी वाले है और इन की पहचान वियतनाम के सूकरों में भी की गई है, जिसके कारण नए उपभेदों के उद्‌भव की आशंका बढ़ जाती है। एच3एन2 एच2एन2 से प्रतिजनीके द्वारा विकसित हुए है।

संकेत और लक्षण: (Sign and Symptoms)

सूकरो में: (In swine)

सूकरों में इन्फ्लूएंजा संक्रमण से, बुखार आता है, सुस्ती होती है, छींके आती हैं, खाँसी होती है, श्वास लेने में कठिनाई और भूख की कमी महसूस होती है। कुछ मामलों में संक्रमण से गर्भपात भी हो जाता है। हालांकि मृत्यु दर आम तौर पर कम है 1–4 प्रतिशत विषाणु वजन घटाने के साथ–साथ और विकास को भी कम करते हैं जिससे किसानों को आर्थिक नुकसान पहुँचता हैं। संक्रमित सूकरों के शरीर का वजन 3 से 4 हफ्तों की अवधि में 12 पाउंड से अधिक कम हो जाता है।

इंसानों में: (In Human)

सूकरों से मनुष्य में सूकर फ्लू विषाणु का सीधा संक्रमण कभी–कभी ही संभव हो सकता है इसे जूनोटिक सूकर फ्लू कहा जाता है, चिकित्सा साहित्य के रिपोर्ट अनुसार वर्ष 1958 में दर्ज पहले केस से आज तक 50 केस प्राप्त हो चुके हैं जिन में से छह मौत हो गयी हैं। छह लोगों में से एक गर्भवती थी, एक को खून का कैंसर था, एक होदि्गकन का रोगी था और दो स्वस्थ बताये जाते हैं। यद्यपि ये संक्रमण की कम संख्या है, संक्रमण के सही दर का पता नहीं है, क्योंकि ज्यादातर मामलों में केवल बहुत ही हल्का रोग हो सकता है, जो न तो रिपोर्ट किये जायेगें या इनका कभी निदान ही हो पायेगा।

केंद्र रोग नियंत्रण और रोकथाम के अनुसार मानव में सूकर फ्लू 2009 के एच1एन1 विषाणु इन्फ्लूएंजा और इन्फ्लूएंजा के समान बीमारी की तरह ही लगता है। इन लक्षणों में बुखार, खाँसी, गले में दर्द, शरीर में दर्द, सिरदर्द, ठंड और

थकान शामिल हैं। वर्ष 2009 के प्रकोप में ज्यादातर रोगियों को दस्त और उल्टी होते दिखाई दिए हैं। वर्ष 2009 का एच1एन1 विषाणु जूनोटिक सूकर फ्लू नहीं है, क्योंकि यह सूकर से मनुष्य में प्रेषित नहीं होता है, व्यक्ति से व्यक्ति को होता है। क्योंकि ये लक्षण सूकर फ्लू के लिए विशिष्ट नहीं हैं। व्यक्ति से व्यक्ति को होता है

रोकथाम: (Control)

सूकर इन्फ्लूएंजा के निवारण के तीन घटक हैं रू सूकर में रोकथाम, मनुष्य में संचरण का रोकथाम और मनुष्यों के बीच इसके फैलने से रोकना।

सूकर में निवारण: (Prevention in Swine)

सूकरों के बीच में इन्फ्लूएंजा के प्रसार को रोकने के तरीके हैं – प्रबंधन की सुविधा, झुंड का प्रबंधन और टीकाकरण. क्योंकि अधिकतर बीमारी और मौत सूकर फ्लू से जुड़े अन्य रोगज़नक़ों द्वारा होती है, टीकाकरण पर निर्भर नियंत्रण अपर्याप्त हो सकती हैं। हाल के दशक में टीकाकरण द्वारा सूकर इन्फ़्लुएन्ज़ा पर नियंत्रण करना मुश्किल हो गया है, विषाणु के उद्भव से परम्परागत टीकाकरण असंगत हो गया है। मानक वाणिज्यिक सूकर फ्लू टीकों के संक्रमण को नियंत्रित करने में प्रभावी होते हैं, जब विषाणु उपभेद महत्वपूर्ण संरक्षण के लिए पर्याप्त है और विशिष्ट विषाणु के द्वारा बनायी गयी दवाइयां जटिल मामलों में प्रयोग की जाती हैं। (Swine Influenza Virus) नियंत्रण और रोकथाम के लिए बनाये गए टीके स्वाइन फर्मों में (Swine Influenza Virus) टीकाकरण के लिए प्रयोग किये जाते है जो वाणिज्यिक रूप में संयुक्त राज्य अमेरिका में उपलब्ध हैं। सुविधा प्रबंधन में व्यापक वातावरण के साथ–साथ वातावरण में विद्यमान विषाणु को नियंत्रित करना और कीटानुराहित वातावरण बनाना भी शामिल है। यह विषाणु दो सप्ताह से ज्यादा जीवित कोशिकाओं के बाहर जी नहीं सकता है, लेकिन ठंड में कीटानुराहित वातावरण में यह सुस्त पड़ जाता है। झुंड प्रबंध का मतलब इन्फ्लूएंजा को लेकर चलने वाले सूकरों को झुंड में शामिल करना नहीं हैं जो इस विषाणु के संपर्क में आ चुके हैं। यह विषाणु स्वस्थ सूकरों में 3 महीने तक रहता है और इन में से प्रकोप के समय बरामद किया जा सकता है।

इंसानों में निवारण: (Prevention in Human)

सुकर इन्फ्लूएंजा, मानव इन्फ्लूएंजा और एवियन इन्फ़्लुएन्ज़ा दोनों उपभेदों से हो सकता है, ये इन प्रतिजनी के वाहक हो जाते हैं जो एक नए इन्फ्लूएंजा की जाति को पैदा कर सकते हैं। सूकर से मानव में स्थानान्तरण मुख्यतः फार्मों में होता है जहां किसान सूकरों के साथ निकट संपर्क में रहते हैं। किसानों और पशु चिकित्सकों को चेहरे पर मुखौटा डाल कर संक्रमित पशुओं से निपटना चाहिए, सूकर पर टीकों का उपयोग, संक्रमण को रोकने के लिए, मानव में प्रसारण होने से बचने की एक प्रमुख विधि है।

मानव–मानव के बीच संचरण से निवारण (Prevention of human to human transmission)

मनुष्यों के बीच संक्रमण, खाँसने या छींकने और लोगों द्वारा विषाणु युक्त वस्तुओं को छूने से और फिर अपनी नाक या मुँह को छूने से फैलता है। सुकर फ्लू पोर्क उत्पादों से नहीं फैल सकता है, क्योंकि विषाणु भोजन के माध्यम से प्रेषित नहीं होते हैं।

विशेषज्ञों की राय है कि हाथ की धुलाई से वायरल संक्रमण का रोकथाम होता है, जिसमे साधारण इन्फ्लूएंजा और सूकर फ्लू विषाणु भी सम्मिलित हैं। इन्फ्ल्यूएंजा खांसने या छीकने से फैलती है, लेकिन प्राप्त साक्ष्य के अनुसार छोटी बूंदों के रूप में वाइरेस मेज पर, टेलीफोन और अन्य सतहों पर रहते हैं और उँगलियों के माध्यम से मुंह, नाक या आँखों में स्थान्तरित हो जाते हैं। मद्य युक्त फोम या जेल से हाथ धोने से विषाणु और जीवाणु नष्ट हो जाते हैं। सामाजिक तौर से दूर रहना भी एक और तरीका है। इसका मतलब है कि उन लोगों से दूर रहना जो संक्रमित हो सकते हैं, बड़े सम्मेलनों में जाने से परहेज करना, थोडा काम करना, घर पर रहकर बिस्तर पर पड़े रहना।

उपचार: (Treatment)

सूकर में: (in swine)

जैसा कि कहा जाता है सूकर इन्फ्लूएंजा सूकरों के लिए घातक नहीं है, इसके लिए थोड़े से उपचार और देखभाल की जरूरत है। इसके बजाय पशु चिकित्सा के प्रयास फार्मों और अन्य फार्मों पर केंद्रित रहते हैं।टीकाकरण और पशु प्रबंधन तकनीक इन प्रयासों के लिए सबसे महत्वपूर्ण हैं। इसके उपचार के लिए एंटीबायोटिक्स का भी प्रयोग किया जाता है, जिनका असर इन्फ्लूएंजा विषाणु पर नहीं होता, इन्फ़्लुएन्ज़ा युक्त कमजोर झुंड पर बैक्टीरियल निमोनिया और अन्य माध्यमिक संक्रमण को रोकने में मदद करते हैं।

इंसानों में: (In human)

यदि कोई व्यक्ति सूकर फ्लू से बीमार हो जाता है, तो विषाणु विरोधी दवाओं से बीमारी कम हो जाती है और मरीज तेजी से बेहतर महसूस करता है। अमेरिका केंद्र रोग नियंत्रण और रोकथाम ने तामीफ्लू या रेलेंज़ा के उपयोग की सिफारिश की है, जो स्वाइन फ्लू विषाणु के संक्रमण या रोकथाम के लिए उपयोगी सिद्ध होता है। लेकिन ज्यादातर लोग जो इस विषाणु से संक्रमित हैं बिना चिकित्सा या विषाणु विरोधी दवाओं के प्रयोग के ठीक हो जाते हैं।

अध्याय - 29

शास्त्रीय सूकर बुखार {Classical Swine Fever} {Hog Cholera}

शास्त्रीय सूकर बुखार सूकरों का एक बेहद संक्रामक और आर्थिक रूप से महत्वपुर्ण विषाणु जनित रोग है। आम भाषा में इसे सूकर बुखार (स्वाइन फीवर) या हांग हैजा (हांग कांलरा) भी कहते हैं। यह बीमारी पेस्टी वाइरस के कारण उत्पन्न होती है। जिसमें नये जन्मे सूकर में लगातार होने वाला जन्मजात संक्रामण शामिल है। जो कि गर्भ के दौरान संक्रामित होता है। सर्वप्रथम इसको 1885 में संयुक्त राज्य अमेरिका में पहचाना गया।

यह बीमारी दुनिया में व्यापक रूप से वितरित है। जिसमें भारत भी शामिल है। इस विषाणु का केवल एक ही प्रतिजनीक प्रकार है। लेकिन इसकी विभिन्न प्रकार की एवं विभिन्न तीव्रता की स्ट्रेन मौजूद है। इस बीमारी के कारण मन्दता और उदासीनता, भूख की हानि, तापमान में वृद्धि (105^0C-107^0C) और दस्त जैसे लक्षण दिखाई देते हैं और इस बीमारी से अक्सर मृत्यु भी होती है।

संक्रमण (Spread)

विषाणु का स्त्रोत हमेषा एक संक्रमित सूकर एवं उसके उत्पाद से होता है। संक्रमण सामान्तया संक्रमित खाद्य उत्पादों को निगलने से होता है लेकिन श्वसन मार्ग भी इसका एक सम्भावित मार्ग होता है।

एक विषाणु से संकमण होने पर सूकरों के सभी उत्सर्जन स्रावों एवं शरीर के ऊतकों में विषाणु होता है। और बीमारी के लक्ष्ण प्रदर्षित करने से पहले तक मूत्र में उत्सर्जित होता रहता है। और यह बीमारी ठीक होने के 2 से 3 दिनों तक मूत्र में उत्सर्जित होता रहता है। यह बीमारी बिना पके मांस से भी हो सकती है।

यह विषाणु काफी समय तक जीवित रहता है क्योंकि यह रासायनिक और शारीरिक प्रभावों के लिए काफी प्रतिरोधी है। पक्षी और इंसान विषाणु के भौतिक वाहक के रूप में कार्य कर सकते हैं। किसानों को पशु चिकित्सकों एवं टीकाकरण टीमों के दूषित उपकरणों और नसीले पदार्थों से विषणु को प्रसारित किया जा सकता है।

संकेत (Signs)

लगभग सात दिन के ऊष्मायन अवधि के बाद अवसाद (डिप्रेषन) तथा तेज बुखार 106^{0}C देखा जाता है। इन संकेतो के साथ ल्यूकोपैनिया भी देखा जाता है।जिसमें ल्यूकोसाइटस् का नंबर कम हो कर 4000/uL भी निचले स्तर पर पहुंच जाता है। जो भी जानवर संक्रमित जानवरों के संपर्क में आते हैं उनमें भी यह संक्रमण हो जाता है। कमजोरी और अनिच्छा के अलावा कुछ तंत्रिका लक्ष्णों को भी देखा जाता है।

सुस्ती (ऊर्जा या मंदता की कमी) कभी –कभी ऐंठन तथा दातों की पीसने के साथ उसको चलाने में भी परेशानी महसूस होती है। उनमें एरीयेमेटस घाव दिखते हैं। जो कि विषेष रूप से पेट, अक्ष और पैरों की आंतरिक सतह पर दिखाई देते हैं। बहुत से जानवर लक्षण प्रदर्षित होने के 10 दिन के भीतर ही मृत्यु हो जाती है। प्राकृतिक प्रकोप में लगभग 100 प्रतिशत संवेदनहारी पशुओं के मरने की उम्मीद की जा सकती है। जो संक्रमण कम आक्रमकता के विषाणु से होता है उसे "पुराना सूकर बुखार" कहा जाता है। जिसमें लक्षण प्रदर्षित होने के 40–70 दिन बाद मृत्यु होती है। सूकर, जो कि पुराने प्रकार से संक्रमित होते है। इसको फैलाने में महत्वपूर्ण भूमिका रखते हैं। क्योंकि यह हमेशा ही विषाणु का उत्सर्जन करते रहते हैं जो कि इसके फैलाव में मदद करता है।

जीवित एटेन्यूएटेड विषाणु से टीका लगाये जाने वाले सूकरों में भी यह विषाणु उत्पन्न हो सकता है। और गैर प्रतिरक्षा सूकरों के संक्रमण के लिए एक स्त्रोत का काम कर सकता है। गर्भावस्था के दौरान विषाणु के संपर्क में आने से नवजातों में तथा भ्रूण में असामान्यताए उत्पन्न हो जाती है। गर्भावस्था के दौरान सबसे ज्यादा जोखिम भरा समय 20 दिन के बाद में होता है।

असामानयता में मुख्यता ममीकरण, सर्वांगशोफ, जलोदर, मृत प्रसव, अनुमस्तिष्क हाइपोप्लसिया और नवजात मृत्यु सम्मानित है। विषाणु नाल को भेदकर भ्रूण के ऊतक में आक्रमण करता है। जो कि सूकर के बच्चे से अलग किया जाता है। इन विट्रों में संक्रमण वयस्क सूकर में सूकर बुखार के कारण या लगातार संक्रमित सूकरों के जन्म के कारण हो सकता है जो विषाणु बहाया करते है।

घावों (Lesion)

गंभीर रूप: (Acute Form)

मुख्यता माध्यमिक संक्रमण से यह जटिल (काम्प्लेक्स) हो जाता है। इसमें ल्यूकोपैनीया एवं थ्रोम्बोसाइटोपेनिया देखा जाता है। सामान्यता रक्तस्रावी लसीका ग्रंथि आकार में बडे हो जाते है। फेफडे अतिप्रजन और रक्तस्रावी हो सकते है। कभी–कभी तोसिल्लितिस, नेक्रोटिक फांसी के साथ अत्याधिक मात्रा में देखा जाता है। तिल्ली (स्प्लीन) के कोनो पर बहुपक्षीय रोधगलन पाया जाता है। परिधीय खांसी के साथ सेफीलोमाइलाइटिस सामान्य है।

पुराने रूप: (Chronic form)

बडी आंत की म्यूकोसा तथा काएकूम (सीकम) में बटन आकार के अल्सर पाये जाते है। लिम्फोइड ऊतकों में सामान्यता कभी हो जाती है। स्क्तस्राती और भडकाऊ घावों सामान्यता अनुपस्थित रहते है।

निदान {Diagnosis}

- कारक की पहचान ,निदान मुख्यता नैदानिक चिन्ह तथा सकल एवं सुक्ष्म घावों के आधार पर की जाती है।
- विषाणु की उपलब्धता संक्रमित कोशिका संस्कृति में फ्लोरोसेट एंटीबांडी स्टेनीग द्वारा की जाती है।
- फ्लोरोसेंट एंटीबांडी स्टेनीग सीधे ही ऊतक अनुभाग पर प्रयोग की जाती है।
- अगर जेल वर्षा परीक्षा भी प्रतिजन के खोज में प्रयोग किया जाता है।
- बड़े स्तर पर जांच करने के लिए एलाइसा टेस्ट का प्रयोग किया जाता है।

नियंत्रण (Control)

जोखिम, टीकाकरण या उन्मूलन की रोकथाम के माध्यम से संभव है। ज्यादातर देशों में जीवित सूकरों, ताजे सूकर का मांस अपर्याप्त गर्म पोर्क उत्पादों और विषाणु के अन्य संभावित स्रोत (अपर्याप्त सुर वीर्य और भ्रूण,जीवविज्ञान) के आयात पर रोक लगाने नियंत्रण के माध्यम से एक्सपोजर की रोकथाम का प्रयास किया जाता है। और कच्चे कचरे का भोजन और बंदरगाह में जहाजों से कुडे की डंपिंग के भोजन को रोकना।

उन देशों में जहां विषाणू स्थानिक होता है, एटीन्यूएटेड वैक्सीन अक्सर संक्रमण के प्रसार को रोकने या कम करने के लिए उपयोग किया जाता है।

वध के द्वारा उन्मूलन के दौरान टीकाकरण पर निषिद्व किया जा सकता है। उन्मुलन के अंतिम चरण में संक्रमित और उजागर सूकर को मार दिया जाता है और दफन या जलाया जाता है। क्षेत्र में सूकर का आंदोलन नियंत्रित है, दूषित सुविधाओं कीटाणु रहित होती है, और समय की अवधि के लिए पुनरावृत्ति नहीं होती है।

कुत्तो के विषाणु जनित रोग

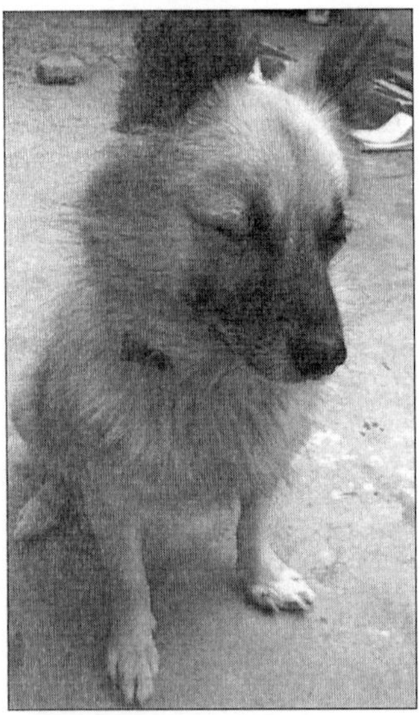

अध्याय - 30

संक्रमित कैनाइन हेपेटाइटिस–(Infectious canine hepatitis)

संक्रमित कुत्ते हेपेटाइटिस दुनिया भर में कुत्तों की संक्रामक बीमारी है जो संकेत के साथ मामुली बुखार श्लेष्म झिल्ली भीड़ से घम्भीर अवसाद ल्यूको पीनिया और जमावत सम्बन्धी विकारों से भिन्न होता है। यह लोमडिओं, भेडिओं, और भालू में भी देखा जाता है अन्य मंशाहारी नैदानिक बीमारी के विकास के बिना संक्रमित हो सकते हैं। हाल के वर्षों में उन इलाकों में रोग असामान्य हो गया है जहाँ नियमित प्रतिरक्षण किया जाता है लेकिन आवधिक प्रोकोप जो जंगली और जंगली मेजबानों में रोग के रखरखाव को प्रतिबिम्बित कर सकतें हैं निरंतर टीका कारण की आवश्यकता को मजबूत करतें हैं।

आई सी एच एक गैर अप्रभावी डी एन ए विषाणु के कारण होता है। यह मेजवान के बहार हप्ते या महीनों तक जीबित रहता है लेकिन घरेलू ब्लीच का 1–3/समाधान एक प्रभावी निसंक्र्मक है। मूत्र मल या संक्रमित कुत्तों की लार का घूस संक्रमण का मुख्य मार्ग है। प्रारम्भिक संक्रमण टासिलर क्रिप्ट्स और पेयरस पैच में होता है ,इसके बाद विरमिया और फैलाव युक्त संक्रमण होता है। वास्कुलुर एनडोथेलिएट कोशिकाएं प्राथमिक लक्ष्य हैं यकृत और गुर्दे की पैसेंकैमा प्लीहा और फेफड़ो की रूप में भी संक्रमित हो रहे है। गंभीर गुर्दे के घावों और नीली आंख तीव्र या उन्श्यल रोग से वसूली के बाद परोक्षण जटिल प्रक्रियाओं का परिणाम है।

नैदानिक निष्कर्ष – (Clinical sign)

बुखार से मृत्यु तक भिन्न होता है मृत्यु दर 10 से 30 प्रतिशत है और आम तौर पर बहुत युवा कुत्तो में है समवर्ती पेशोवोइरल या बिचकाने वाला संक्रमण पूर्व अनुमान को बिगड़ता है ऊश्मासन अवधि 4–9 दिन है पहला संकेत 104.^{0}C बुखार जो 1–6 दिनों तक रहता है और आमतौर पर द्विपातिक होता है यदि बुखार कम अवधि का है तो ल्यूकोपेनिया एक मात्र अन्य संकेत हो सकता है लेकिन यदि यह एक दिन तक जारी रहता है तो गंभीर बीमारी विकशित होती है।

लक्षण उदासीनता, आहार, प्यास, श्लेष्मशोच आखों और नाक से सीरस मुक्ति और कभी दृ कभी पेट में दर्द और उल्टी होती है। बुखार के अनुपात में हृदय गति

बढ सकती है यकृत सम्बन्ध के बावजूद सबसे तीब्र नैदानिक मामलों में आइकेटरस का उल्लेख अनुपस्थित है।

खून जमने का समय सीधे बीमारी की गम्भीत्ता से सम्बंधित होता है और नाडी सम्बन्धी अन्तः श्रवी समझौता से प्रेरित फ़ैलाने वाले इंटरवास्कुलर कोयोगुलेषन का परिणाम होता है जो कि यकृत की बिफलाता ले साथ तेजी से खपत थकावट कारको की जगह लेता है रक्त श्रव को नियंत्रित करना मुश्किल होता है जो पर्णपाटी दातो के चारो ओर खून बह रहा है और स्वस्थ हेमाटामस द्वारा प्रकट होता है। सी०एन०एस० की भागीदारी असामन्य है और आम तौर पर स्वाहानी चोट का नतीजा है गंभीर रूप से संकर्मित कुलो को अग्रमस्तिष्क क्षति से अछेप हो सकता है बीमारियों के दौरान लोमड़ियों को सी०एन०एस० संकेत और आतंरिक आक्षेप लगातार होते है और पक्षघात में एक या अधिक अग्र या पुरे शारीर सामिल हो सकते है श्वसन संभंधि लक्षण आम तौर पर आई०सी०एच० के साथ कुत्तो में नही दिखाते, हाला की सी०ए०बी० 1 को कुत्तो से पैरेंटेरल बीमारी के खिलाफ कुछ सेलोलाजिक टाइटर के बौजुद संक्रामक ट्रेकिबोरा कईटीस के संकेत के साथ बरामद किया गया है।

प्रोटीनुरिया आम है ल्यूकोपेनिया की डिगरी भिन्न होती है बीमारी के गंभीरता के साथ सस्म्वध होती है वसूली पर कुत्तो को अछि तरह से खाते है लेकिन वजन धीरे धीरे आना पड़ता है द्य हेपिटिक ट्रांसमैनेज गति विधियों में 14 दिन की संक्रामक होती है और फिर धीरे धीरे गिरावट आती है वरामद कुत्तो के 25 प्रतिशत में द्विपक्षिये कर्नियल अस्पष्टता 7 से 10 दिनों के बाद तीव्र संकेत गायब हो जाते हैं और आम तौर पर स्वस्थ रूप से हल हिते है हलके मामलो में क्षणिक कर्नियल अस्पष्टता रोग का एक मात्र लक्षण हो सकता है।

निदान

आम तौर पर बीमारी और रक्त श्रव की अचानक सुरुआत आई०सी०एच० को बताती है हाला की नैदानिक साबुत हमेशा व्यकुता से आई०सी०एच० अंतर करने के लिए प्रयाप्त नही होता द्य सहायक देख भला की संस्था से पहले निसचित रूप से एंटीमार्टम निधन की अवश्यकता नही है लेकिन इससे व्यावासिक उपलब्ध एलिसा सेरोलोगिक परिक्षण के साथ अपनाया जा सकता है जिगर एवं पितासे की थैली में ग्रस्त बदलाव अधिक निरानक होते है और विषाणु अलगाव इन्योंओफ्लोवेसंस, लिबर में विशेषता इंटर न्यू न्यूकिलियर सामिल करने या पी०सी०आर० या संक्रमित उतकों के स्वस्थानी संकरण अध्ययन में प्रतिदीप्ती द्वारा निदान की पुष्टि होती है।

उपचारः (Treatment)

व्यवहार सहन भूतिपूर्ण समर्थक था थेरिपी के लक्ष्य माध्यमिक वैक्टीरिया के

आक्रमण को सीमित करते है तरल संतुलन का समर्थन करते है और हेमो राहजिक प्रवृतियों को नियंत्रित करते है। ब्राड स्पेक्ट्रम एंटी बयोटिक दवाओं और 5 प्रतिशत डेक्सट्रोज सप्लिमेटेशन के साथ इंट्राइवन से संतुलित इलेक्ट्रो लाइट समाधान दिए गये है। गंभीर बीमार कुत्ते में प्लाज्मा या सम्पूर्ण रक्त संक्रमण आवश्यक हो सकता है।

यद्यपि क्षणिक कर्नियल अश्पष्टता आम तौर पर कोई उपचार की आवस्यकता नही है एन्थ्रोपिन नेत्र आल्ट कभी कभी इसके साथ जुड़े दर्दनाक सिलिसी स्पेस के कम कर देता है कर्नियल क्लौडिंग के साथ कुत्तो को उज्जवल प्रकाश से संरक्षित किया जाना चाहिये।

रोकथामः (Prevention)

संसोधित रहते विषाणु इन्जेक्टिवल टीके उपलब्ध है और अक्सर अन्य टीके के साथ मिलाये जाते हैद्य आई सी एच के खिलाफ टीकाकरण की सिफारिश कुत्तो के व्याकरण के समय टीकाकरण की जाती है। प्रतिरक्षा कुतिये से माह प्रतिपिंड पिल्लो में सक्रिय प्रतिरक्षण के साथ हस्तक्षेप जब तक वे 9–12 साल पुराने है सी टी 1 वैक्सीन के कारण कार्निया के क्षणिक एक तरफा या द्विपक्षिय छूट का उत्पादन होता है और वायरस सूत्र में बहाया जा सकता है। इन कारणों के लिए सी ए वी –2 एंटी न्यू एटेड लाइव वायरस स्ट्रेन जो सी ए वी–1 के खिलाफ क्रास प्रोटेक्सन प्रदान करते है को प्राथमिकता से प्रयोग किया जाता है क्योकि उन्हें कार्नियल आप्टिकल पैदा करने की बहुत कम प्रवृति होती है और वायरस मूत्र में नही बहाया जाता। एतहासिक रूप से, आई सी एच के खिलाफ संसोधन मनाकथा और टीको को वार्षिक उपयोग के लिए लेबल किया गया था। बढ़ते प्रमाण से पता चलता है की एम एल वी, सी ए वी –1 इंजेक्शन टीके द्वारा प्रतिरक्षा 3 वर्ष तक रहता है हलाकि यह वाणिज्यिक रूप से उपलब्ध टीको का एक अतिरिक्त टेबल रहता है।

अध्याय - 31

कुत्तों का व्याकुलता

परिचय

यह एक विषाणु से होने वाली बीमारी है यह विषाणु कई अन्य प्रकार के पशुओं को प्रभावित करता है जैसे कुत्ते, लोमडी, भेडिये और बडी बिल्लियों की प्रजाति प्रभावित होती है।

- इस बीमारी में शरीर की कई प्रझाालिया प्रभावित होती है जैसे जठरांत्र, श्वसन तंत्र, रीढ़ की हड्डी और मस्तिष्क शामिल होते हैं।
- इस रोग के सामान्य लक्षण तेज बुखार, आंखों का सूजना, आंख और नाक से पानी का निकलना, कष्टदायक खास, खांसी, उल्टी और दस्त, भूख की कमी, सुस्ती, चलने में परेशानी मुख्य लक्षण होते हैं।
- यह बीमारी पैरामीक्सोइरिडे परिवार के एकल मानक आरएनए विषाणु (RNA Virus) के कारण होती है सांस लेने के माध्यम से यह बीमारी बहुत तेजी से फैलती है।
- कई क्षेत्रों में टीकाकरण के बावजूद यह कुत्तों की बडी बीमारी बनी हुई है और कुत्तों मे संक्रमण संक्रामक बीमारी की मौत का प्रमुख कारण है।
- यह बीमारी में मृत्युदर 100 पतिशत तक हो सकती है इस बीमारी की अवधि और तीव्रता मुख्य रूप से जानवर की उम्र और प्रतिरक्षा तंत्र पर निर्भर करती है।

विषाणु विज्ञानः (Virology)

यह बीमारी पैरामीक्सोबाइरिडे परिवार के एकल मानक आरएनए विषाणु (RNA Virus) के कारण होती है जो मनुष्य में खसरा और जानवरों में इस बीमारी का मुख्य कारण है।

इतिहासः (History)

यूरोप में सन् 1761 में कुत्तों में व्याकुलता की पहली रिपोर्ट स्पेन में हुई, एडवर्ड जेनर ने 1809 में इस बीमारी का वर्णन किया लेकिन 1905 तक फ्रेंच पशुचिकित्सक हेनरी ने यह निर्धारित किया कि इस बीमारी का कारण विषाणु है।

- 1950 में एक वर्णिज्यक (Commercial) टीका विकसित की गई।

कुत्तों में व्याकुलता का विषाणु एक एकल मानक नकारात्मक विषाणु है जो लगभग शरीर के सभी प्रणालियों को प्रभावित करता है 3 से 6 महीने की उम्र के पिल्लो को विषेश रूप से प्रभावित करता है। यह विषाणु आरक्षित (Exposure) के 6 सं 22 दिनों के बाद वायु विलय (एरोसोल) के बूँदों के माध्यम से फैलता है संक्रमित षारीरिक तरल पदार्थो के सम्पर्क के माध्यम से भी फैलता है। जिसमें नाक और ऑख के स्त्राव, मल और मूत्र शमिल है यह इन तरल पदार्थो से दूषित भोजन और पानी में भी फैल सकता है।

- संक्रमण और बीमारी के बीच का समय 14 से 18 दिन होता है, हालांकि संक्रमण के 3 से 6 दिनों के बाद बुखार दिखाई दे सकता है।
- इस बीमारी में विषाणु लिफोइड उपकला और तंत्रिका ऊतको की ओर अपने संक्रमण को अनुकूल करते है।
- विषाणु शुरूआत में श्वसन तंत्र के लसीका ऊतक में प्रतिकृति (Replication) करता है इसके बाद विषाणु पहले ब्रोन्कियल श्वसनी लसीका पर्णग्रन्थि और गलतुण्डिका (टन्स्लि) में प्रकट होता है जो अनावरण (एक्सपोजर) के दो दिन बाद होता है।
- विषाणु दूसरे या तीसरे दिन रक्त प्रवाह में प्रवेष करता है।
- तेज बुखार का पहला दौर संक्रमण के तीन से आठ दिन बाद शुरू होता है, जिसमे सफेद रक्त कोषिका और लिम्फोसाइट के साथ–साथ प्लेटलेट की संख्या भी कम होती है, बुखार का यह पहला दौर आमतौर पर घंटो के भीतर तेजी से घट जाता है 96 और फिर बुखार का दूसरा दौर 11 या 12 दिन के आप पास षुरू होता है कम से कम एक सप्ताह तक रहता है।

इसमें वयस्क कुत्ते में 50 प्रतिशत से कम मृत्युदर होती है और पिल्लों में अक्सर मृत्युदर 80 प्रतिशत तक हो सकती है।

नैदानिक संकेत

इस बीमारी में कुत्तों में कोई ज्यादा स्पष्ट संकेत ज्यादा नही दिखाई देते है। ज्यादातर कैनल खांसी, उल्टी, खूनी दस्त और गंभीर निमोनिया होता है।

- सामान्य रूप से देखे जाने वाले लक्षण नाक से ज्यादा पानी का स्राव, उल्टी और दस्त, निर्जलीकरण, अत्यधिक लार, खांसी और ष्वास लेने में कठिनाई वनज के घटने जैसे संकेत होते हैं।
- यदि न्यूरोलाजिकल लक्षण विकसित होते हैं तो इनमें ज्यादातर असंबद्धता (Incontinence) हो सकती है।

- सेट्रल नर्वस सिस्टम के लक्षणों में मासपेषियों या मासंपेषियों के समूहों में स्थानीयकृत अनैच्छिक मिश्रण हो सकता है।
- आमतौर पर जानवरों को चक्कर आना और संवेदी उत्तेजनाओं जैसे दर्द या संवेदनशील के प्रति असंवेदनशीलता के लक्षण दिख सकते है।
- न्यूरोलाजिकल संकंतो की शुरूआत कई हफ्तो या महीनों के बाद होनी शुरू होती है।

निदान

- ज्वर, श्ष्वसन संकेत, न्यूरोलाजिकल लक्षण और पैरो के पेखो में सूजन इस बीमारी ग्रसित कृत्तों के मुख्य संकेत है।
- कुत्तो के नेत्र श्लेष्मका की कोषिकाओं या पैरो के पंजों में विभिन्न तरीको के विषाणु खोजे जा सकते हैं।
- ज्यादा उम्र के कुत्तों मे निदान अधिक कठिन होता है।

रोकथाम

- सामान्य सफाई या डिटर्जेंट के प्रयोग से विषाणु नष्ट हो सकता है।
- यह विषाणु कमरे के तापमान 20–25 डिग्री सेल्सियस पर कुछ घंटो से ज्यादा जीवित नही रह सकता लेकिन थोडे हफ्तों में छायादार परिवेष में ढंड से थोडा ऊपर के तापमान में जीवित रह सकता है।
- यह विषाणु अन्य विषाणु की तरह सीरम या ऊतक के मलबे में लम्बे समय तक जीवित रह सकता है।
- इस बीमारी की रोकथाम के लिए पिल्ले को 6 से 8 सप्ताह की उम्र में टीकाकरण शुरू करवाना चाहिए और फिर हर दो से चार सप्ताह तक "बूस्टर षाट" देना चाहिए जबतक पिल्ला 16 सप्ताह की आयु का ना हो जाये 'शतश' की पूर्ण श्रृखला के बिना टीकाकरण वायरस विषाणु के खिलाफ प्रदान नही करेगा।

उपचार

इस बीमारी के लिए कोई विषेश उपचार नही है।

- इलेक्ट्रोलाइट संतुलन न्यूरोलाजिकल लक्षणों का इलाज कराने और किसी भी माध्यमिक बैक्टीरिया संक्रमण को रोका जा सकता है।
- तरल पदार्थ, इलेक्ट्रोलाइट समाधान दर्दनाषक दवाओं, एंटीकाल्लेसंस, ब्रांड स्पकक्ट्रम एंटीवायेटिक दवाओं का हम उपयोग कर सकते है।

अध्याय - 32

रेबीज (Rabies)

परिचय

रेबीज एक विषाणु जनित बीमारी है जो मनुष्यों और अन्य स्तनधारियों में मस्तिष्क की सूजन का कारण बनता है। शुरूआती लक्षणों में जोखिम की स्थिति में बुखार और झुनझुने शमिल हो सकते है। हिंसक आंदोलन अनियंत्रित उत्तेजना, पानी का डर शरीर के कुछ हिस्से को स्थानांतरित करने मे असमर्थता, भ्रम और चेतना के नुकसान 11 लक्षण दिखाई देने के बाद, परिणाम लगभग हमेशा मृत्यु होता है। बीमारी और लक्षणों की शुरूआत के बीच की अवधि आमतौर पर एक से तीन महीने होती है, हालांकि यह समय अवधि एक से कम सप्ताह से कम एक वर्ष से भिन्न हो सकती है।

यह विषाणु एक बुलेट–आकृति वाला कण है जो लगभग 180 एनएम लम्बाई और 80 एनएम चौडा है। माना जाता है कि यह एक अकेला असहाय, नकारात्मक अर्थ एकल मानक आरएनए जीनोम है।

मेजबानः (Host)

नीचे दिये गये जानवरों से रेबीज का संक्रमण हो सकता

1. कुत्ता
2. बिल्ली
3. सुअर
4. लोमडी
5. बंदर
6. सियार
7. नेवला
8. भालू
9. अन्य जानवर।

जानपदिक रोगविज्ञान

रेबीज के कारण विष्व स्तर पर प्रति वर्ष लगभग 26000 से 55000 लोगों की मृत्यु हो जाती है। इनमें से 95 प्रतिशत से अधिक मौते एशिया और अफ्रीका में होती है।

रेबीज 150 से अधिक देशों में और अंटकिटिका के अतिरिक्त सभी महाद्वीपों पर मौजूद है। 3 अरब से अधिक लोग दुनिया के उन क्षेत्रों में रहते हैं जहाँ रेबीज होता है।

यूरोप और आस्ट्रेलिया के अधिकांश में रेबीज केवल चमगादडों में ही मौजूद होता है।

रेबीज का संक्रमण कैसे होता है? (Transmission)

मृत या सजीव संक्रमित जानवर के लार के साथ त्वचा का संपर्क काटने, खरोचने, कटी हुई त्वचा को चाटने से होने पर या फिर लार का ऑख, नाक या मुंह से संपर्क होने पर रेबीज का संक्रमण हो सकता है, जब रोग ग्रसत कुत्ता या अन्य प्राणी मनुष्य को काटता है तो लार द्वारा रेबीज विषाणु मनुष्य को तंत्रिकाओं में पहुंच जाते है।

यदि रोगग्रसत कुत्ता या अन्य प्राणी मनुष्य की त्वचा के कटे या छिले हुए भाग को चाटे तो भी संक्रमण हो सकता है। संभावना तो यह भी होती है कि त्वचा छिले या उस पर खरोचे नही भी हो तब भी यदि कुत्ता त्वचा को जोर–जोर से बार–बार चाटे तो भी रेबीज का संक्रमण हो सकता है।

संक्रमित जानवर का दूध अगर बिना उबालकर पिया जाये तो भी रेबीज होने का खतरा कुछ प्रमाण में होता है।

रेबीज के लक्षणः (Symptoms)

रेबीज के लक्षण कुछ इस प्रकार होते हैंः–

प्रारंभिक लक्षणः (Primary symptoms)

1. सर दर्द
2. बुखार
3. कमजोरी
4. शोर या प्रकाश सहन न होना।

गंभीर लक्षणः (Secondary symptoms)

1. तीब्र सर दर्द
2. अजीब व्यवहार, कभी उदास, बेचैन और चिड़चिड़ा हो जाना।

3. हिंसक आंदोलन
4. अनियंत्रित उत्तेजना
5. बोलने में तकलीफ
6. पानी से डरना
7. पानी निगलने में अस्मर्थता
8. सांस लेने में तकलीफ
9. जब मृत्यु निकट होती है तो दौरे के साथ लकवा हो जाता है।

निदानः (Diagnosis)

रेबीज का निदान करना मुश्किल हो सकता है क्योंकि प्रारंभिक अवस्था में यह आसानी से अन्य बीमारियों या आक्रामकता के साथ भ्रमित हो जाता है।

रेबीज के निदान के संदर्भ विष्व स्वास्थ्य संगठन (WHO) द्वारा फ्लोरोसेंट एंटीबॉडी टेस्ट (FAT) की सिफारिश की गई है।

यह एक इम्यूनोहिस्टोकामेस्ट्री प्रकिया है। एफएटी एक डिटेक्टर अणु की क्षमता पर निर्भर करता है, जो रेबीज विशिष्ट एंटीबॉडी से जोडता है, एक संयुग्म बनाने के लिए बाध्य करने के लिए और रेबीज के प्रतिरूपण को फ्लोरोसेंट माइक्रोस्कोपी तकनीकों का उपयोग करने के लिए अनुमति देता है।

निदान मस्तिष्क की मृत्यु के बाद उठाए गए मस्तिष्क के नमूनों से बनाया जा सकता है। निदान लार, मूत्र और मस्तिष्क कषेरू तरल पदार्थ नमूनों से किया जा सकता है।

नेग्री बॉडी नामक सेरेबल षामिल निकायों रेबीज के संक्रमण के लिए 100 प्रतिशत निदान है लेकिन केवल 80 प्रतिशत मामलों में पाये जाते हैं।

उपचार

रेबीज के इलाज मे रोगी को प्रतिरोधी रेबीज वैक्सीन दिया जाता है। रोगी को जानवर काटने के पहले दिन, जिसे जीरो दिन कहते है यह वैक्सीन दिया जाता है। इसके बाद तीसरे दिन, सातवें दिन, चौदहवें दिन और अठ्ठाइसवें दिन को वैक्सीन दिया जाता है। जरूरत होने पर नव्वे दिन भी वैक्सीन दिया जाता है।

अगर काटने वाले जानवर कि 10 दिन के भीतर मृत्यु हो जाती है तो वैक्सीन का पूरा कोर्स करना बेहद जरूरी है। एक बार रेबीज लस देने के बाद जानवर में उसकी रोग प्रतिकार षक्ति 4 से 6 महीनों में खत्म हो जाती है। इसलिए जरूरी है कि एहतियात के तौर पर किसी भी लसीकरण किये हुये कुत्ते के काटने के बाद भी पूरा करना जरूरी है।

रोकथाम

किसी भी जानवर द्वारा काटने पर रेबीज से बचने के लिये नीचे दिये हुए एहतियात बरतें:–

1. जख्म को अच्छे से पानी और साबुन से साफ करें।
2. रोगाणुरोधक लगाएं।
3. जख्म को खुला रखें।
4. तुरंत डॉक्टर से संपर्क करें।
5. जख्म पर हल्दी, बाम, चूना इत्यादि न लगाएं।

अध्याय - 33

हाइड्रोफोबिया

हाइड्रोफिबिया एक पागल कुत्ते के काटने से फैलती है। हाइड्रोफोबिया (पानी का डर) यह संक्रमण के बाद के चरणों में लक्षणों के एक सेट को संदर्भित करता है, जिसमें व्यक्ति को निगलने में कठिनाई होती है, तुरंत पदार्थ को पीने के लिए आतंक दिखाता है और उसकी व्यास बुझा नही सकता।

हाइड्रोफोबिया आमतौर पर उग्र रेबीज से जुडा होता है, जो 80 प्रतिशत रेबीज संक्रमित लोगों को प्रभावित करता है।

घोड़े के विषाणु जनित रोग

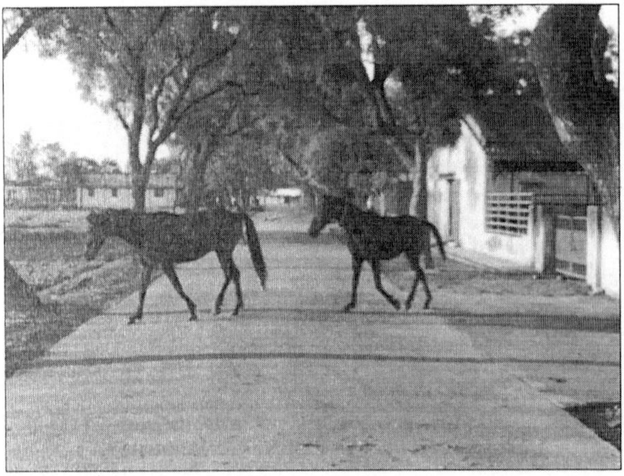

अध्याय - 34

घोड़े के इन्फ़्लूएन्जा (Equine influenza)

घोड़े के इन्फ़्लूएन्जा को अश्व फ्लू भी कहते हैं जो घोड़े की जाती में स्थानिक महामारी और इन्फ़्लूएन्जा के उपभेद ए द्वारा होती है द्य घोड़े का इन्फ़्लूएन्जा वैशिष्क रूप से उत्पन्न होता है जो पहले विषाणु के दो उपभेदों एच 7 एन 7 एवं एच 3 एन 8 के कारण होता है द्य जबकि घोड़े के इन्फ़्लूएन्जा में एतिहासिक रूप से मनुष्यों को प्रभावित करने के लिए नहीं जाने जातें हैं संचार, सैन्य और सामान्य परिवहन के लिए घोड़े पर आर्थिक निर्भिरता के कारण पिछला प्रकोप का प्रभाव विनाशकारी रहा है द्य आधुनिक समय में घुड़दौड़ उद्दोग में घोड़े के इन्फ़्लूएन्जा का असर स्पष्ट हैद्य

चिकित्सक लक्षण: (Clinical Sign)

घोड़े का इन्फ़्लूएन्ज़ बहुत तेजी से फैलता है या संचरण ही विशेषता है द्य ऊष्मायन काल छोटा लगभग एक से तीन दिन का होता है द्यघोड़े के इन्फ़्लूएन्ज़ के चिकित्सक लक्षणों में बुखार, नाक का निर्वहन, सूखा, खांसी, अवसाद, भूख किन हनी और कमजोरी शामिल है द्य माध्यमिक संक्रमणों में निमोंनिया शामिल हो सकता है द्य हलके ढंग से प्रभावित घोड़े 2–3 सप्ताह के भीतर ठीक हो जाते हैं द्य जबकि गंभीर रूप से प्रभावित वसुली के लिए 6 महीने तक लग सकतें हैं द्य

कारण: (Cause)

घोड़े का इन्फ़्लूएन्ज़, इन्फ़्लूएन्ज़ विषाणु के द्वारा होता है विषाणु जो घोड़े का इन्फ़्लूएन्ज़ करता है प्रथम बार 1956 में अलग किया गया द्य घोड़े का विषाणु एक हृदय की मांशपेशियो को प्रभावित करता है जबकि विषाणु दो अधिक गंभीर एवं प्रणालीगत हैं द्य संक्रमित बाल्टी, ब्रश, कील और अन्य स्थिर उपकरणों के अतिरिक्त विषाणु संक्रमित, घुटनों का खराद से फैलता है इन्फ़्लूएन्ज़ विषाणु श्वशन उप्काला कोशिकाओं के भीतर नक़ल करने के लक्षणों के कारण आती है जिसके परिणाम स्वरुप श्वशन नलिकाए और श्वसनिय ऊतक और सीलिया का विनाश होता है द्य

उपचार: (Treatment)

जब इन्फ़्लूएन्ज़ विषाणु घोड़े को संक्रमित करते है तो आराम और सहायक देखभाल की सलाह दी जाती है ताकि जटिलताएं न हों पशु चिकित्सकों द्वारा एक

दिन से एक सप्ताह तक आराम की सिफारिश की है बुखार 104°C से अधिक तक पहुंचता है द्य यदि जटिलताएं होती है जैसे निमोनिया की शुरुआत या यदि बुखार 3–4 दिनों से अधिक समय तक रहता है तो एंटीबायोटिक दवाए अक्सर दी जाती है द्य

रोकथाम: (Prevention)

टीके एंव स्वच्छता प्रक्रियाओं के माध्यम से घोड़े के इन्फ़्लूएन्ज़ फैलने को रोका जा सकता है द्य दो सप्ताह तक घोड़े के सामान्य व्यवहार में बदलाव होने पर उन्हें नये वातावरण में ले जाया जाता है द्य

टीकाकरण: (Vaccination)

टीकाकरण कार्यक्रम आमतौर पर टीके के प्राथमिक पाठ्यक्रम की आवश्यकता होती है इसके बाद बूस्टर शात होतें हैंद्य यह सिफारिश की जाती है की घोड़े को सलाना घोड़े के इन्फ़्लूएन्ज़ के खिलाफ टीका लगाया जाय और प्रतिस्पर्धा वाले घोड़े को हर 6 महीने में बी उस्तर दिया जाये क्योंकि वे विषाणु के अनुबेध के उच्च जोखिम में हैंद्य मानक कार्यक्रम पूरी तरह से सुरक्षा के स्तर को नहीं बनाये रख सकतें हैं और अधिक जोखिम वाले स्थितिओं में अक्सर अधिक प्रशासन की सलाह दी जाती हैद्य

अध्याय - 35
अफ्रीकी घोड़ा बीमारी

परिचय

अफ्रीकी घोडा बीमारी एक बेहद घातक एवं संक्रामक रोग है। यह बीमारी घोडे, खच्चरों और गधों में आर्बि विषाणु की वजह से होता है। यहाँ तक कि बकरिया एवं कुत्ते भी इस बीमारी से संक्रमित हो सकते हैं। यह रोग मूल रूप से दक्षिण अफ्रीका में मौजूद था, लेकिन हाल के वर्ष में यह अन्य देशों की सीमाओं को पार कर गया है।

वर्तमान में यह रोग भारत में प्रचलित नही है, लेकिन 1960 में भारत में अफ्रीकी घोडा बीमारी का सबसे बुरा पकोप था। इस बीमारी की मृत्यु दर बहुत अधिक है और कभी–कभी 90 प्रतिशत तक पहुॅच जाता है।

इस बीमारी का प्रकोप सबसे पहले राजस्थान में दर्ज की गई थी और उसके बाद महाराष्ट्र, मध्य प्रदेश, पंजाब, बिहार, उडीसा और आंध्र प्रदेश में फैल गया था। 1963 के उपरान्त देश में इस बीमारी की कोई भी घटना नही दर्ज की गयी। विषाणु के कई अलग–अलग सीरोटाइप पहचान की गई है। जो पूरी तरह से सुरक्षात्मक नही है। घोडे इस बीमारी के लिए अत्यधिक संवेदनशील होते है। और इस बीमारी की रूग्णता और मृत्यु दर घोडे में अधिक होता है, यह बीमारी घोडों की तुलना में खच्चरों में कुछ कम गंभीर होता है, लेकिन गदहों की तुलना में खच्चरों में गंभीर है। प्रयोगषाला पशु की कई किस्म भी इस बीमारी से संक्रमित हो सकते है।

प्रसार

यह बीमारी मुख्य रूप से कीड़ों के द्वारा फैलता है, इसमें क्यूलीकौवयडी (Culicoides) की कई प्रजातियॉ शामिल है। विषाणु शरीर के सभी तरल पदार्थ और प्रभावित पशुओं के ऊतको में बुखार के शुरूआत से लेकर जब तक पशु पुनः स्वास्थ ना हो जाता तब तक उपस्थिति रहता है। यह रोग काट कीड़ो द्वारा खून की बहुत कम मात्रा से निष्क्रिय हस्तांतरण द्वारा फैलता है। इस रोग का प्रसार सीधे संपर्क से पशुओं के बीच नही होता है, यह तब होता है जब तब कीट वाहक पशुओं के बीच मौजूद न हो। देखा गया है कि मच्छरों में एनोफेलीस, क्यूलेक्स और एडीस प्रजातियॉ इस बीमारी के मुख्य जैविक वाहक है। कई आर्बिविषाणु

किलनी अथवा रक्त चूसने वाले रोगाणुवाहक के द्वारा फैलते हैं और इनकी एक विस्तृत श्रृंखला है जिसमें, बकरी, भेड़, जंगली जुगाली करने वाले पशु घोडों की प्रजातियॉ,, स्तनधारी, चमगादड, कुत्तों की प्रजातियॉ, बिल्लियॉ, मांसाहारी पशुयें और मनुष्य आदि मेजबान शमिल है।

रोगजनन

अफ्रीकी घोडे की बीमारी संवहनी एन्डोथिलियम की एक बीमारी है। विभिन्न प्रकार के सीरोटाइप एन्डोथिलियम के विभिन्न अंगो को प्रभावित करते है। इस बीमारी के कई प्रकार होते है। फुफ्फुसीय रूप फेफडे की संवहनी एन्डोथिलियम को नुकसान पहॅुचाता है और फुफ्फुसीय सूजन का विकास करता है।

रोग के विभिन्न रूपों का विकास विषाणु के व्यतिगत नस्ल के लिफाफे के रसायन पर निर्भर करता है। रसायन उस ऊतक को तय करती है जिस पर सीरोटाइप का निर्देशन किया जाएगा।

संकेत

यह रोग चार रूपों में से एक रूप में हो सकता है।

1. तीव्र फुफ्फुसीय रूप (Acute pulmonary form)
2. उप तीव्र हृदीय रूप (Subacute cardeac form)
3. निम्न रूप (Mild form)
4. मिश्रित रूप (Mixed form)

तीव्र फुफ्फुसीय रूपः (Acute pulmonary form)

तीव्र फुफ्फुसीय रूप सबसे आम है तीव्र फुफ्फुसीय रूप की ऊष्मायन अवधि 3–5 दिनों की होती है। इस बीमारी की विषेशता यह है कि बुखार की शुरूआत अचानक होती है और फुफ्फुसीय सूजन के कारण सांस लेने में गंभीर समस्या

होती है और नाक से झागदार स्त्राव उत्सर्जित होते है। तीव्र फुफ्फुसीय रूप में पसीना और खांसी हो सकती है और मृत्यु शुरूआत के कुछ घंटों के भीतर होता है। इस बीमारी के इस रूप में सबसे ज्यादा मृत्यु दर है।

उप तीव्र हृदीय रूप

इस बीमारी में ऊष्मायन अवधि आमतौर पर फुफ्फुसीय रूप से अधिक है। उप तीव्र हृदीय रूप की विषेशता यह है कि इस रूप में सिर, गर्दन, होठ, पलके, गाल और जीभस में सूजन आ जाती है। इस बीमारी का सबसे महत्वपूर्ण लक्षण यह है कि आंखों के गड्डे उभर जाते है। इस बीमारी में जीभ के नीचली सतह पर बिंदु के आकार के छिद्र से रक्त स्त्राव होता है पेट में दर्द होता है और भोजन नलिका

में लकवा हो सकता है। बीमारी के इस रूप में पशुओं की मृत्यु हृदय की गति के रूकने तथा दम घुटने से होती है।

मिश्रित रूप

शव परीक्षण के दौरान यह पाया गया है कि इस बीमारी में क्षत्त फुफ्फुसीय रूप और हृदयी रूप का संयोजन होता है।

निम्न रूप

बीमारी के इस रूप को घोडा बुखार बीमारी कहते है यह कम घातक रूप है। यह बीमारी निम्न प्रतिरोधकता वाले पशुओं में अधिक मात्रा में पायी जाती है, जैसे कि गधा।

उच्च हृदय गति, भूख की कमी, निम्न स्तर का ज्वर और सांस लेने में समस्या इस बीमारी के मुख्य चिकित्सीय लक्षण है।

क्षत्त

शव परीक्षण की सहायता से बीमारी के चिकित्सीय लक्षण आसानी से देखा जा सकता है। मूलरूप से सबसे ज्यादा श्वसन मार्ग में परिवर्तन देखा जाता है। इससे वक्ष में पानी भर जाता है और वक्ष उभर जाता है, एवं फेफडों में भी पानी भर जाता है। श्वसनी श्वसन नली तथा श्वसन मार्ग के ऊपरी भागों में झाग युक्त तरल पदार्थ भर जाता है। सूक्ष्म रूप से उभरे हुये ऊतकों में धागेदार श्वेत रक्त कोषिका तथा प्रोटीन युक्त पदार्थ भर जाता है।

हृदय क्षत्त भी महत्वपूर्ण ढ़ंग से दिखाई देता है। ऊपरी हृदय झिल्ली में पानी भर जाता है तथा निचली हृदय झिल्ली में बिन्दु के आकार के उभार दिखाई देते हैं। हृदय की मांसपेशियों में मृत्यक कोषिकाओं के बिन्दु दिखाई देते है। प्लीहा तथा लसीका गांठ में श्वेत रक्त कोषिकाओं की संख्या घट जाती है और प्लाविक कोषिकाओं की संख्या बढ़ जाती है। जबकि प्लीहा का आकार में कोई परिवर्तन नही होता लेकिन कुछ लसीका गांठ से चमकदार रक्त स्त्राव होता है।

आहार नाल में ग्रसनी के आस पास उभार की वजह से भोजन नलिका में गतिहीनता आ जाता है। आहार नाल की सतह पर रक्त स्त्राव होता है। यकृत के रक्त वाहिकाओं में रक्त का जमाव होता है। कभी–कभी गुर्दे में रक्त स्त्राव तथा उभर आ जाता है।

रोग निदान

रोग के प्रकोप के दौरान रोग की पहचान रोग के लक्षण और रोग विज्ञान से सम्बंधी घावों से किया जाता है। रोग की प्रमाणित रूप से पहचान करने के लिए विषाणु का अलगाव करना एवं विषाणु की पहचान करना आवश्यक है। विषाणु का

अलगाव बीमारी के प्रारंभिक चरण या प्लीहा के अर्क से एकत्रित रक्त से किया जाता है। विषाणु की पहचान चूहो या कोषिका संस्कृति प्रणाली में आयोजित विषाणु निष्प्रभावी द्वारा की जाती है। विषाणु निष्प्रभावी परीक्षण के द्वारा सीरम में एंटीबांडी की पहचान किया जा सकता है। पूरक निर्धारण परीक्षण, हेमग्लुटिनेशन निषेध और इम्युनो प्रसार परीक्षण।

बचाव तथा रोकथाम

वर्तमान समय में अफ्रीकी घोडा बीमारी का कोई उपचार नही है। बीमारी के प्रकोप के फैलने को रोकने के लिए संक्रमित पशुओं को अलग करना और टीकाकरण शामिल है। बीमारी को रोकने के लिए संक्रमित घोडों को मार देना चाहियें। जो घोडे संक्रमित नही होते उनमें विषाणु के विरूद्ध टीकाकरण कर देना चाहिए। वर्तमान समय में इस बीमारी के लिए तीन टीका उपलब्ध है। जिनके नाम बहुलक रासायनिक संयोजन युक्त टीका एकल रासायनिक संयोजन युक्त टीका एकल अनिष्क्रिय रासायनिक संयोजन युक्त टीका है। इस बीमारी को रोकने के लिए रोगाणुवाहक कीटो को नष्ट कर देना चाहिए। रोगाणुवाहक कीटों को नष्ट करने के लिए कीटनाषक पदार्थ का इस्तेमाल करना चाहिए।